OFFLINE

WO DAS ECHTE LEBEN BEGINNT

Schritt für Schritt weg von Social Media
und ständiger Erreichbarkeit, hin zu innerer Ruhe,
Klarheit und echter Freiheit

Lars Zejna

EULOGIA
VERLAG

Bibliografische Information der Deutschen Nationalbibliothek.

Die Deutsche Nationalbibliothek verzeichnet diese Publikation in der Deutschen Nationalbibliografie; detaillierte bibliografische Daten sind im Internet über http://dnb.dnb.de abrufbar.

Für Fragen und Anregungen:
info@eulogiaverlag.de

ISBN Paperback: 978-3-96967-717-9
ISBN E-Book: 978-3-96967-718-6

Originale Erstausgabe 2026

Eulogia Verlags GmbH
Gerhofstraße 1–3
20354 Hamburg

Lektorat: Sarah Krenn
Satz und Layout: Tomasz Dębowski
Umschlaggestaltung: Aleksandar Petrović

Inhaltsverzeichnis

Vorwort von Alessio

„6 Stunden und 42 Minuten? Wie hast du das denn hinbekommen?“, fragte ich einen guten Freund, als wir die große Pause eines sonnigen Schultages der neunten Klasse auf dem Schulhof verbrachten. Es war das erste Mal in meinem Leben, dass ich von der „Bildschirmzeit“ hörte. Ich war sechzehn Jahre alt und konnte nicht ahnen, was noch alles auf mich zukommen würde. Der Gedanke, mehr als sechs Stunden täglich am Handy zu verbringen, löste in mir ein starkes Gefühl von Scham aus.

Während ich mir vorstellte, wie man leben müsste, um nahezu die gesamte Freizeit vor einem kleinen, rechteckigen Gerät zu verbringen, fragte man mich, wie meine eigene Bildschirmzeit aussah. „Ehrlich gesagt weiß ich es nicht“, antwortete ich.

„Das ist merkwürdig“, erwiderte mein Freund. „Es wäre für dich bestimmt auch cool zu wissen, wie lange du am Handy bist.“

Als ich nach meinem Handy griff, um die Funktion der Bildschirmzeit zu öffnen, hörte ich den Gong. Die Pause war vorbei. Alle Schüler verließen den Schulhof und machten sich auf den Weg zum Unterricht – doch die Neugier über meine eigene Bildschirmzeit verließ mich nicht, im Gegenteil.

Im Matheunterricht begann ich im Kopf zu kalkulieren, wie lange ich an diesem Tag am Handy gewesen war. Und ja, in der neunten Klasse herrschte striktes Handyverbot. Wer erwischt wurde, musste das Gerät abgeben. Keine Diskussion, das wussten wir alle. Manche

Schüler hatten nicht nur das Wissen darüber, sondern auch schon die Erfahrung sammeln dürfen. Es war kein Spaß.

„Soll ich es riskieren und mein Handy einfach unter dem Tisch verstecken?", fragte ich mich. Ich bräuchte nur zwei Minuten, dann hätte ich die Antwort auf die Frage, die mich nicht in Ruhe ließ. Aber es wäre keine kluge Entscheidung gewesen. Der Unterricht dauerte noch neunzig Minuten. Wenn ich jetzt erwischt werden würde, hätte ich mein Handy frühestens am nächsten Morgen zurück, wenn überhaupt.

„Das ist unmöglich!", dachte ich entsetzt auf dem Heimweg in der Straßenbahn, kurz nachdem ich meine Bildschirmzeit aktiviert hatte. Es konnte doch nicht sein, dass ich über drei Stunden am Handy gewesen war? Und das, obwohl ich von 08:00 bis 14:30 Uhr in der Schule war – und es gerade mal 15 Uhr war! Im Unterricht hatte ich mit maximal einer halben Stunde gerechnet. Vielleicht einer Stunde. Aber über drei Stunden? Niemals. Was war hier los?

Am Abend saß ich in meinem Zimmer und schrieb meine Freunde an, um zu erfahren, wie hoch ihre Bildschirmzeit sei – die meisten antworteten mit fünf bis acht Stunden. Meine eigene lag an diesem Tag ebenfalls bei knapp sieben Stunden. Und auch wenn solche Zahlen heute als „normal" gelten, fragte ich mich damals schon: „Ist etwas normal, nur weil es mit der Zeit normalisiert wurde?" Meine Antwort darauf war ein glasklares Nein.

Als das erste revolutionäre Smartphone von Apple im Jahr 2007 erschien, rechnete niemand damit, ein Drittel seiner Lebenszeit auf dieses rechteckige Ding zu starren. Man sah darin eine technische Revolution, kein selbst auferlegtes Gefängnis. Man sah zahlreiche Möglichkeiten und Chancen – nicht die Jugend, die Jahr für Jahr wertvolle Hobbys verliert.

In den letzten vier Jahren hat sich bei mir viel verändert. Ironischerweise bin ich genau in dem Bereich selbstständig geworden, der mir früher vermehrt Schwierigkeiten bereitete: Social Media. Heute, mit 20 Jahren, stehe ich weder auf der einen noch auf der anderen Seite. Social Media ist ein zweischneidiges Schwert.

Ich bin überzeugt, dass sich mit einer gesunden Beziehung zur Technologie das Leben drastisch verbessern lässt – ohne süchtig zu werden oder im digitalen *Brainrot* der Moderne zu versinken. Dazu muss man sich fragen: Wer hat eigentlich die Kontrolle? Werde ich – so gruselig es klingt – von der Technologie kontrolliert? Oder kontrolliere ich sie?

Wie uns Onkel Ben von Peter Parker lehrte: „Mit großer Macht kommt große Verantwortung." So ähnlich verhält es sich auch mit unseren digitalen Geräten. Sie ermöglichen uns Dinge, die man sich in der Geschichte der Menschheit kaum hätte vorstellen können. Der Gedanke, über das Internet mit Menschen am anderen Ende der Welt in Kontakt zu bleiben, klingt fast zu schön, um wahr zu sein. Die Möglichkeit, die Liebsten jederzeit per FaceTime anzurufen, ist eine soziologische Revolution. Über Videos Zugang zu intellektuellen Debatten, professionellen Dokus und aktuellen Podcasts zu haben, um den eigenen Horizont täglich zu erweitern – all das ist für uns noch Neuland. Und das dürfen wir nicht vergessen.

Die Menschheit hat ihre evolutionäre Reise unter völlig anderen Bedingungen durchlaufen. Es gab Hunger, Durst, Krankheiten, Krieg, Tod. Heute beginnen unsere Probleme bei der Geschwindigkeit des WLANs, den Likes auf Instagram oder den Meinungen von Bloggern.

In den letzten 20 Jahren hat sich unsere Existenz durch das Internet stärker verändert als je zuvor. Wir sprechen von der „virtuellen Welt" – ein Hinweis darauf, dass Lebenserfahrung auf mehreren Ebenen stattfinden kann. So etwas gab es noch nie.

Deshalb darf es nicht überraschen, wenn vor allem junge Menschen mit dieser Verantwortung nicht klarkommen. 8 Stunden täglich am Handy. Keine Hobbys. Kaum Sport. Kontakt zu Freunden gibt es nur online. Keine Lust mehr auf Schule oder Business. Auf gut Deutsch: Wir sind extrem überfordert und wissen nicht, wie wir hier wieder herauskommen.

Die Tagesschau berichtete am 15.05.2025 über Forscher der OECD, die darauf hinweisen, dass übermäßiger Smartphone-Konsum zu Depressionen, Einsamkeit und einem gestörten Körperbild führen kann. „Schon in jungen Jahren wächst die Bildschirmzeit deutlich", schreiben die Autoren. „15-Jährige in Deutschland kommen bereits auf 48 Stunden wöchentlich."[1]

48 Stunden pro Woche am Handy. Das ist mehr als ein Vollzeitjob – und das Ganze unbezahlt. Was uns fehlt, ist eine angemessene Erziehung im Umgang mit moderner Technik. Blickt man auf Familien, in denen Eltern aufgrund finanzieller Belastungen lange arbeiten müssen, bleiben Kinder oft allein mit digitalen Geräten. Zu oft habe ich gesehen, wie Kinder mithilfe von Handys ruhiggestellt werden. Sie schreien nach menschlicher Aufmerksamkeit – und bekommen virtuelle Stimulation. Wir stehen vor einer großen Herausforderung. Smartphones und Co. bieten eine große Chance, aber auch ein enormes Risiko, das eigene Leben aus der Bahn zu werfen. Ich habe die Chance ergriffen, als ich sie erkannte – und ich habe begonnen, eine gesunde Beziehung zu meinem Handy und meinem Laptop aufzubauen.

Bin ich heute perfekt? Nein. Aber habe ich es geschafft, meine Bildschirmzeit von acht Stunden täglich auf maximal drei Stunden zu reduzieren? Mit Zeit, Geduld und den richtigen Schritten: ja.

---

[1] Tagesschau. (2025, Mai 15). OECD-Studie: Kinder verbringen zu viel Zeit vor Bildschirmen. ARD

Wir sind nicht gefangen. Niemand hat uns eingesperrt. Wir selbst sind es. Der verlockende Komfort. Die übermäßige Stimulation. All das hat in der Vergangenheit die Oberhand gewonnen. Dabei muss es nicht bleiben. Dabei wird es nicht bleiben. Dabei darf es nicht bleiben!

Wir wachsen mit revolutionärer Technik auf. Wir haben es schwer. Wenn wir nicht den richtigen Umgang damit lernen, fügen wir den kommenden Generationen einen noch größeren Schaden zu als den, den wir selbst erlitten haben.

Es beginnt bei uns allen. Unsere Zukunft liegt in unseren Händen. Jede Entscheidung zählt. Wir tragen Verantwortung.

In aufrichtiger Dankbarkeit

~ Alessio

Unsere überdigitalisierte Zukunft

Wenn Rückschritt sich zuerst wie Fortschritt anhört.

Als Kind habe ich den Film WALL•E geliebt. Ich erinnere mich noch genau an die Szenen, in denen er allein über die verlassene Erde rollt, zwischen Müllbergen und den Überresten einer untergegangenen Zivilisation. Er war kein Held im klassischen Sinn, kein Kämpfer oder Rebell. Er war ein Wesen, das sich nach Verbindung sehnte, obwohl es in einer Welt lebte, die längst aufgehört hatte, sich darum zu kümmern.

Damals erschien mir der Film wie eine ferne Fantasie. Einfach eine Geschichte, die in einer Zukunft spielte, die so weit weg war, dass sie mir keine Angst machte. Ich lachte über die übergewichtigen Menschen in ihren schwebenden Sesseln, die ihre Bildschirme nicht mehr aus den Augen ließen. Ich fand sie komisch, aber nicht tragisch. Ich dachte: So werden wir nie. Heute bin ich mir nicht mehr so sicher.

Januar 2054

Es ist Morgen. Du wachst auf und das Erste, was du tust, ist nicht der Blick aus dem Fenster, sondern das Abrufen deiner Nachrichten. Dein Smartphone liegt immer griffbereit. Es ist mehr als nur ein Gerät – es ist *dein* Fenster zur Welt. Mit einem schnellen Blick siehst du, was du bereits verpasst hast. Eine Nachricht von deinem Chef, ein Kommentar auf deinen letzten Post, eine neue Katastrophe in den Nachrichten. Du bist ständig online, und es gibt keinen

Ort mehr, an dem du wirklich „offline" bist. In der Vergangenheit hattest du vielleicht noch eine Wahl. Heute ist das keine Frage mehr: Du hast keine Wahl.

Vor einigen Monaten wurde dir ein Angebot gemacht: eine „Verbindung zur Zukunft", wie sie es nannten. Eine neue Technologie, die dir dein Smartphone erspart und dein gesamtes Leben in Echtzeit auf das Internet projiziert. Sie sagten, du würdest nie wieder etwas in der Hand halten müssen. Du könntest alles sehen, was du brauchst, direkt vor deinen Augen. Du würdest keine App mehr öffnen müssen. Alles, was du wolltest, wäre bereits da, in deinem Sichtfeld. Es klang faszinierend, fast zu gut, um wahr zu sein. Eine AR-Brille, die dir Informationen und Benachrichtigungen zeigt und dir alles bietet, was du brauchst, ohne je einen Finger rühren zu müssen.

Aber du hast dich geweigert. Du hattest deine Zweifel. Du wolltest nicht derjenige sein, der sich in einer Welt verliert, in der die Realität von einem Algorithmus gesteuert wird. Doch der Widerstand fühlt sich immer mehr wie ein Kampf gegen den Strom an. Jeden Tag siehst du, wie mehr und mehr Menschen sich der neuen Technologie anpassen. Deine Kollegen, deine Freunde, deine Familie, die immer schneller sind, immer produktiver, immer besser vernetzt – während du weiterhin auf dein Handy starrst. Und je länger du dich weigerst, desto mehr merkst du, dass du zurückfällst.

Und dann wird es unumgänglich. Wieder ein neues Produkt.

Du hast es in den Nachrichten gesehen. Jeder redet darüber. Der digitale Chip, der dir direkt ins Gehirn implantiert wird, um deine Gedanken mit dem Internet zu verbinden. Es ist kein Gerät mehr, das du bei dir trägst. Es ist mehr als das. Es ist ein Teil von dir. Deine Identität, deine Daten, deine gesamten Interaktionen laufen jetzt durch dieses implantierte System. Und der Druck wird immer stärker. Du kannst es dir nicht leisten, außen vor zu bleiben. Deine Bewerbung für den neuen Job? „Voraussetzung: Neural-Integration" – der Chip, der dein Gehirn mit der Cloud verbindet. Ohne ihn bekommst du keinen Job mehr. Du hast es so lange hinausgezögert, aber jetzt siehst du, dass es keine andere Wahl mehr gibt.

Du gehst nicht in die Klinik, du gehst in ein „Implantierzentrum".

Der Eingriff ist schnell und schmerzlos. Ein kleiner Schnitt, und schon ist der Chip in deinem Kopf – und eine kostenlose Bartwurst bekommst du am Ausgang noch mit dazu.

Plötzlich ist alles anders. Deine Gedanken und deine Entscheidungen sind nun nicht mehr nur deine. Du wirst ständig „geupdatet". Ein Bild flimmert vor deinen Augen, immer, wenn du es brauchst. Du siehst Benachrichtigungen, die dich darauf hinweisen, was du als nächstes tun musst. Ein bisschen wie ein geöffneter Feed in deinem Gehirn, der dich konstant mit Informationen versorgt. Doch mit jedem neuen Update, mit jeder neuen Idee, die dir vorgeschlagen wird, merkst du, wie du dich immer weniger selbst fühlst.

Und das Schlimmste: Die Welt um dich herum ist nicht mehr wirklich real. Du siehst Menschen, die wie du durch die Straßen gehen, aber sie sind nicht mehr wirklich „da". Ihre Gesichter sind leer, als ob sie nicht mehr die Kontrolle über ihre eigenen Gedanken hätten. Du gehst durch die Stadt, und überall siehst du es. Jeder lebt durch die digitale Sphäre, jeder hat seine Identität nicht mehr in sich selbst, sondern in der Verbindung zur Cloud.

Die Kinder sind die ersten, die vollständig in dieser Welt aufwachsen.

Sie gehen nicht mehr zur Schule, wie du es getan hast. Sie tragen keine Bücher, keine Hefte. Stattdessen sitzen sie in Klassenzimmern, die leer wirken, außer dass ihre Augen hinter Brillen verschwinden. Sie lernen nicht mehr durch Erfahrung. Es gibt keine Pausen mehr, keine Fragen, keine Gespräche. Der Lehrer ist kein Mensch mehr, er ist ein Algorithmus. Ein Algorithmus, der ihnen Aufgaben gibt und sie mit einem Blick bewertet. Und du siehst, wie sie immer weiter in eine digitale Welt abdriften. Du fragst dich, ob sie jemals wirklich etwas erfahren werden, was mehr ist als eine Information aus dem Netz.

Die Welt zieht dich immer tiefer in ihre digitale Matrix. Deine Freunde, deine Familie – sie alle sind jetzt immer „verfügbar" und chronisch online. Du erkennst, dass du nicht mehr wirklich mit ihnen sprechen kannst, ohne dass eine kleine Benachrichtigung in deinem Sichtfeld auftaucht. Du bist nie mehr allein, aber du fühlst dich nie wirklich gesehen.

All das hieß vor ein paar Jahren noch Digitalisierung. Dabei hat es ganz klein angefangen. E-Mails statt Briefe, Apple Pay statt Bargeld – heute ist es schon dein Haustürschlüssel in deiner digitalen Wallet und bald deine ganze Identität.

Die Gesellschaft hat sich längst gespalten.

Auf der einen Seite gibt es diejenigen, die sich dem digitalen Leben völlig hingegeben haben. Sie leben in der Cloud, ihre Gedanken sind immer verbunden, immer erreichbar. Sie sind ständig unterwegs, immer produktiv, immer „in Kontakt". Auf der anderen Seite sind die wenigen, die versuchen, sich von dieser Welt zu lösen, die noch versuchen, ihre Menschlichkeit zu bewahren. Aber es wird immer schwieriger. Selbst du, der es anfangs abgelehnt hast, kannst nicht länger ohne sie weiterleben. Du siehst die Auswirkungen auf deinem Arbeitsplatz, auf deiner sozialen Existenz, auf deinem gesamten Leben. Du wirst langsam zu einem Fremden in einer Welt, die dich nicht mehr braucht, wenn du nicht mitspielst.

Und du merkst, wie du dich selbst verlierst. Die Welt um dich herum verschwindet hinter einer digitalen Hülle. Du fragst dich, ob es noch einen Weg zurück gibt. Aber es scheint keinen zu geben. Du bist jetzt Teil des Systems.

2025

Diese Zukunft scheint heute wie eine ferne Vorstellung zu wirken. Ein Ort, an dem der Mensch mehr mit seinen Geräten verbunden ist als mit der realen Welt. Vielleicht hast du ab und zu geschmunzelt oder dir kam der Gedanke, ich würde übertreiben. Und ich muss zugeben, der Text klingt ein wenig lächerlich, vielleicht auch übertrieben, wenn man ihn so liest. Aber schau, wie schnell sich die Dinge verändern. Vor nicht allzu langer Zeit hätten die meisten Menschen nur ungläubig den Kopf geschüttelt, wenn du von einer Welt gesprochen hättest, in der jeder Mensch ständig online ist, in der jeder Schritt, jedes Gespräch und jede Entscheidung von einem digitalen System begleitet wird. Aber heute? Heute sind wir genau dort angekommen, und es passiert viel schneller, als du es dir vorstellen kannst.

Vor ein paar Jahren hättest du es nicht geglaubt. Erinnerst du dich noch, wie Smartphones anfingen, in unser Leben zu kommen? Sie waren neu, aufregend, aber noch nicht alles. Der Gedanke, dass du dein Leben irgendwann vollständig über ein einziges Gerät organisieren würdest, schien damals absurd. Doch schau dich heute um. Kaum jemand hält es auch nur eine Stunde ohne Smartphone aus. Ich habe Menschen gesehen, die wie Zombies durch die Gegend laufen. Ich habe Mitschüler gesehen, die während einer Klausur gescrollt haben – nicht um zu spicken, sondern um sich abzulenken.

Vielleicht erinnerst du dich noch an die Zeiten, als du das Gefühl hattest, du könntest die Kontrolle behalten. Du hattest noch diese Freiheit, nicht ständig erreichbar zu sein. Du hattest noch das Gefühl, dass du deine Zeit und deinen Raum selbst gestalten kannst. Das ist noch nicht allzu lange her.

Ich glaube, wir stehen an einem Punkt, an dem sich die Gesellschaft in zwei Richtungen entwickelt. Nicht politisch oder wirtschaftlich.

Existenziell. Auf der einen Seite stehen jene, die sich um sich selbst kümmern, die innehalten und die sich fragen, was sie wirklich brauchen. Menschen, die sich verändern, weil sie spüren, dass Veränderung notwendig ist. Und auf der anderen Seite sind jene, die sich treiben lassen. Die tiefer und tiefer in das Loch rutschen, das sich unter ihnen geöffnet hat – ein Loch aus Ablenkung. Diese Spaltung ist nicht sichtbar. Sie hat keinen Namen, ist keine Organisation oder Partei. Sie zeigt sich in der Art, wie Menschen morgens aufwachen. In der Frage, ob sie zuerst nach ihrem Handy greifen oder ihre Gedanken sortieren. Sie zeigt sich in Gesprächen, die nicht mehr geführt werden, in Blicken, die nicht mehr verweilen, und in Körpern, die zwar anwesend, aber nicht mehr wirklich da sind.

Ich habe Menschen gesehen, die sich selbst verloren haben, ohne es zu merken. Sie leben in einer Welt, die ihnen ständig sagt, was sie fühlen, kaufen oder denken sollen. Und sie folgen. Aus dem einfachen Wunsch heraus, nicht allein sein zu wollen. Aus dem Bedürfnis heraus, gesehen werden zu wollen – auch wenn dieses Gesehenwerden nur ein flüchtiger Klick ist.

Aber ich habe auch andere Menschen gesehen. Die, die sich erinnern und sich weigern, sich formen zu lassen. Menschen, die sich Zeit nehmen, um zu lesen, zu schweigen, zu spüren und die sich nicht mehr ständig zeigen müssen, um zu wissen, dass sie existieren.

In einer kleinen Stadt in den Niederlanden traf ich auf eine Frau, die ihren Fernseher abgeschafft hatte. Sie sagte, sie habe irgendwann bemerkt, dass sie nicht mehr wusste, was sie selbst dachte. Wenn sie allein war, bestanden ihre Gedanken nur noch aus fremden Stimmen. Sie begann, Tagebuch zu schreiben. Nicht für andere, nur für sich selbst. Sie sagte, es habe Monate gedauert, bis sie wieder einen eigenen Gedanken fassen konnte, der nicht aus einer Sendung kam. In einem Hochhaus, fünf Kilometer weiter, sprach ich mit einem jungen Mann, der sein Leben vollständig in den sozialen Netzwerken dokumentierte. Er sagte, er habe Angst davor, vergessen zu werden, wenn er nicht täglich etwas postet. Er wusste nicht mehr, ob er etwas tat, weil er es wollte – oder weil es gut aussah. Manchmal hatte er das Gefühl, dass er nur noch existierte, wenn jemand auf „Gefällt mir" klickt.

Diese beiden Menschen leben in derselben Welt. Aber sie leben nicht im selben Zustand. Ich glaube, dass diese Spaltung sich vertiefen wird. Durch äußere Umstände, aber vor allem durch unsere innere Entscheidung. Und du hast die Wahl.

Mein Versprechen an dich

Balance ist ein Konzept, das als Ideal dargestellt, aber nie hinterfragt wird.

Deutschland liegt, was die durchschnittliche Zeit am Handy angeht, im oberen Mittelfeld. Jugendliche im Alter von 16 bis 19 Jahren verbringen täglich drei Stunden oder mehr nur an ihrem Smartphone (die Nutzung von Computern und Konsolen zählt hier nicht dazu), wobei die Nutzungsdauer mit zunehmendem Alter eher steigt. 6- bis 9-Jährige verbringen etwa 40 Minuten am Smartphone.[2] Umfragen zufolge besitzt dabei etwa die Hälfte der Kinder zwischen 6 und 11 Jahren ein eigenes Gerät, laut Angaben der Eltern mit „Nutzungsregeln"[3]. Mit „iPad-Kindern" haben wir eine neue Generation, die von klein auf direkt Kontakt zum Bildschirm hat und eine Sucht entwickeln kann. Als ich in diesem Alter war, gab es so etwas noch nicht.

Nachdem die Bildschirmzeit durch Corona auf ein absolutes Hoch gestiegen war, ist sie 2022 zum ersten Mal gesunken. Doch nur kurze Zeit später, im Jahr 2023, bewegten wir uns wieder auf das Pandemie-Niveau zu.

Erst kürzlich traf ich beim Einkaufen auf eine Mutter, die mir die Geschichte ihrer Tochter (17) erzählte. Sie war ein aufgeschlossenes

---

[2] Orde, H., & Durner, A. (2025). *Grunddaten Jugend und Medien 2025*. Internationales Zentralinstitut für das Jugend- und Bildungsfernsehen (IZI).

[3] Bitkom. (2025). *Elternstudie 2025: Kinder und digitale Medien*. Bitkom e. V.

Kind, hatte ihre Freundesgruppe, war gut in der Schule und wollte damals Tierärztin werden, weil ihr Meerschweinchen einmal erkältet war. Abends spielte sie gerne mit der Familie Monopoly, auch wenn sie es nie schafften, das Spiel zu Ende zu spielen. Doch in den letzten Jahren ist sie abweisender und verschlossener geworden. Beim Essen hält sie in der einen Hand das Handy und in der anderen die Gabel. Es soll schon vorgekommen sein, dass sie mit der Gabel ihren Mund verfehlte, ohne vom Smartphone aufzusehen. Sie trägt ständig Kopfhörer im Ohr, hält ihr Handy auf Augenhöhe und macht Grimassen, die sie als *Snaps* an ihre Freunde schickt. Einmal lief ein Eichhörnchen über die Straße, und die Mutter rief zu ihrer Tochter: „Schau mal!" Als sie ihren Kopf vom Smartphone hochhob, konnte man in ihren Augen für einen kurzen Moment das fröhliche, aufgeschlossene Kind erkennen, ehe sie dem Eichhörnchen den Rücken zukehrte, um ein Selfie mit ihm zu machen.

Die Erfahrungen der Mutter klingen wie eine Grenzerfahrung für uns alle, mit der wir uns zwei entscheidende Fragen stellen sollten: Wo beginnt Bequemlichkeit? Und wo endet unsere Fähigkeit, dem Leben Aufmerksamkeit zu schenken, wenn sie ständig in der Hand liegt? Diese Erzählung ist lange keine Einzelgeschichte mehr, sie ist eine Fallstudie unserer Zeit. Denn obwohl die Behauptung, dass der Mensch nur eine begrenzte Aufmerksamkeit hat, simpel klingt ... in einer Gesellschaft, die ständig im Multitasking arbeitet, verschieben sich unsere Prioritäten. Der Bildschirm wird zur dritten Hand und zur unentwegten Verlängerung unseres Selbst. Nicht mehr das, was wir real erleben, bestimmt, wer wir sind – es ist nur noch das, was unser Instagram-Profil über uns sagt.

„Die Dosis macht das Gift", sagt man immer. Aber welchen Maßstab setzen wir für die angemessene Dosis unserer Handynutzung? Zwei Stunden? Eine Stunde? Null Stunden?

Wenn wir ständig zwischen Aufgaben hin- und herspringen – sei es zwischen Apps oder dem Wechsel vom Bildschirm zur Realität – hat unser Gehirn Schwierigkeiten, sich auf das Wesentliche zu konzentrieren.

Unsere Fähigkeit, fokussiert zu bleiben, sinkt, wenn wir unser Gehirn ständig mit Ablenkungen überfluten. Laut einer Studie der Stanford-Universität haben Menschen, die ihre Aufgaben mit Multitasking erledigen, häufiger eine schlechtere Fähigkeit zur Informationsverarbeitung und -speicherung.[4] Simpel ausgedrückt: Wir werden dümmer.

Unsere Smartphones, die uns ständig in verschiedene digitale Blasen entführen, verhindern, dass wir Achtsamkeit entwickeln. Wir leben immer mehr in einer virtuellen Realität, die uns von der tatsächlichen Welt ablenkt.

Die Geschichte der Mutter und ihrer Tochter ist eine einfache Metapher für eine größere kulturelle Veränderung. Ein Eichhörnchen, das vor uns auf der Straße läuft, ist nicht mehr ein erlebter Moment. Es wird zu einer Gelegenheit, etwas für die digitale Welt zu dokumentieren. Wir verlieren den Augenblick.

Diese Entwicklung hat uns in eine Richtung gelenkt, in der jeder Moment mit einem Smartphone auf einer Festplatte gespeichert wird, statt ihn in unseren Köpfen weiterleben zu lassen. Doch das Problem dabei ist: Je mehr wir unsere Zeit im Internet verbringen, desto mehr verlieren wir den Bezug zu den Menschen um uns herum.

Wir sollten uns nicht mehr fragen, wie viel Bildschirmzeit noch ein gesundes Maß ist. Wir sollten uns die Frage stellen, wie viel wir noch aushalten können. Und ob wir wirklich bereit sind, diese Kosten zu tragen.

---

[4] Wagner, A. D. (2018). *Heavy multitaskers have reduced memory*. Stanford University.

Das alles ist kein Zufall. Viele der Mechanismen, denen wir täglich begegnen, sind bewusst so gestaltet, dass sie uns binden. Ein bekanntes Beispiel dafür ist der sogenannte „Pull-to-Refresh"-Mechanismus, den der Entwickler Loren Brichter 2009 erfand. Nutzer ziehen ihren Feed nach unten, um neue Inhalte zu laden. Ähnlich wie man den Hebel eines Spielautomaten nach unten zieht. Es ist eine simple Bewegung, aber eine äußerst wirkungsvolle. Man weiß nie, was als nächstes kommt. Brichter selbst sagte später in einem Interview: „Smartphones sind nützliche Werkzeuge, aber sie machen süchtig. Pull-to-Refresh macht süchtig. Twitter macht süchtig. Das sind keine guten Dinge." Rückblickend erklärte er, dass er damals nicht reif genug gewesen war, um über die Konsequenzen dieser Designentscheidung nachzudenken.[5]

Diese Worte sind ein deutliches Signal. Sie zeigen uns, wie selbst die kleinsten Designelemente tief in unser Verhalten eingreifen können – und das oft auf eine Weise, die uns nicht bewusst ist. Der „Pull-to-Refresh"-Mechanismus ist nur ein Beispiel von vielen, das uns immer wieder an unsere Geräte fesseln und uns in einem ständigen Zustand der Ablenkung halten.

Mein Ziel mit diesem Buch ist es, dir den Weg in ein bestimmteres Leben zu erleichtern. Ich möchte dir die Mechanismen hinter den Apps und Geräten erklären und eine Anleitung zu einem freien, analogeren Leben geben. Aber dieses Buch ist keine Standardauflistung der Vor- und Nachteile von Technologie, in der ich dir erzähle, wie wichtig eine ausgewogene Nutzung und Balance sind. Es geht schon lange nicht mehr nur um eine gesunde Beziehung zum eigenen Smartphone, sondern um eine gesunde Beziehung zum eigenen Leben.

---

[5] Lewis, P. (2017, October 5). Our minds can be hijacked: The tech insiders who fear a smartphone dystopia. The Guardian.

Dafür versuche ich komplizierte wissenschaftliche Konzepte und schlau klingende Wörter zu vermeiden und alles so einfach wie möglich zu erklären. Die Wissenschaft hinter Aufmerksamkeit ist meist abstrakt, weil sie nichts Greifbares ist. Aber ich gebe mein Bestes, dir das Thema so angenehm wie möglich nahezubringen.

Ich möchte aber auch, dass du dieses Buch nicht falsch verstehst. Es geht nicht darum, in die Steinzeit zu reisen und sich mit Wandmalereien und dem Jagen von Tieren zu beschäftigen. Es geht, wie der Autor Johann Hari in einem Interview passend beschreibt, nicht um gute oder schlechte Technik, sondern um Technik, die mit dir oder gegen dich arbeitet.[6]

---

[6] Diary of a CEO. (2022, March 14). How to fix your focus & stop procrastinating: Johann Hari | E114 [Video]. YouTube.

Der Kampf um unsere Aufmerksamkeit

Wenn wir nicht nur die Uhrzeit, sondern das Gefühl für Zeit an sich vergessen.

Als ich sechzehn Jahre alt war, begann ich langsam, aber sicher eine Vorliebe für Oldtimer zu entwickeln. Zu der Zeit hatte ich zwar noch keinen Führerschein, aber irgendetwas faszinierte mich an diesen Autos. Ich weiß nicht, ob es die Liebe zu Details, die simple Ausstattung oder einfach die Tatsache war, dass sie anders waren als andere Autos auf den Straßen.

Über Monate hinweg suchte ich nach dem perfekten Auto in einem guten Zustand, aber nicht zu teuer. Als ich dann mit siebzehn meinen Führerschein bekam, fand ich es ein paar Monate später schließlich. Es war nicht perfekt, hatte ein paar Kratzer, ein wenig Rost und eine unschöne Delle am Scheibenrahmen, aber es fuhr.

Als ich mich das erste Mal reinsetzte, fiel mir auf, dass in der Mitte, wo das Radio sein sollte, ein riesiges Loch klaffte. Einer der Vorbesitzer musste es ausgebaut haben.

Ich war es gewohnt, bei Autofahrten Musik zu hören. Ob damals bei meinen Eltern auf dem Rücksitz, als ich englische Radiosongs mitsang, ohne den Text zu verstehen, oder wenn ich bei Freunden im Auto mitfuhr – überall lief Musik.

Aber gut, daran sollte es nicht scheitern. Und es hatte auch Vorteile: Ich konzentrierte mich besser auf das Autofahren und gab meinen

Gedanken mehr Raum. Es ist wirklich erstaunlich, wie viel langsamer sich die Welt dreht, wenn man sich nicht dauerhaft selbst beschallt.

Also fuhr ich die ersten Tage in Ruhe in meinem neuen Auto umher und schaute mir die Welt durch die großen Seitenscheiben an. Ich genoss vor allem die Aussicht auf die Landstraße und auf die weiten Felder. Und hätte die Innenausstattung nicht so laut geklappert, hätte ich fast geglaubt, die Straße würde sich unter mir bewegen, während ich selbst auf der Stelle schwebte.

Juli 2024

Ich fuhr in eine Seitenstraße und war gerade auf dem Weg vom Supermarkt nach Hause. Es war warm, ungefähr 25 Grad. Den Kofferraum hatte ich voller Lebensmittel, darunter ungekühltes Hackfleisch, also beeilte ich mich.

Das Geräusch meines Motors kam mir an diesem Tag lauter vor als sonst. Vielleicht nur, weil ich das Fenster geöffnet hatte, vielleicht aber auch, weil ich einfach müde war. Ich hatte nicht einmal Lust, mir vorzustellen, wie das Hack im Kofferraum langsam warm wurde und sich vermutlich schon jetzt in etwas verwandelte, das mehr Experiment als Lebensmittel war.

An der Ecke stand ein Lieferwagen halb auf dem Gehweg. So ein weißes, anonymes Ding, vor dem dich deine Eltern früher immer gewarnt haben. Ich musste langsamer werden, um vorbeizukommen. Während ich mich vorbeischlängelte, bemerkte ich eine Gruppe Jugendlicher. Sechs, vielleicht sieben Leute, alle ungefähr so alt wie ich.

Nur … sie standen nicht herum und redeten. Keiner lachte, keiner stritt, keiner schubste den anderen. Sie standen einfach da, die Köpfe nach unten gesenkt, die Schultern nach vorne gerollt und mit dem

Gesicht Richtung Bildschirm. Ich hatte das schon tausend Mal gesehen, klar. Aber an diesem Tag, aus dieser Perspektive, traf es mich anders.

Ich fuhr weiter, ließ das Fenster offen, hörte das Klappern des Armaturenbretts und das Summen der Reifen. Ich blickte in den Rückspiegel und auf die Gehwege, auf die Bushaltestelle, auf die Leute vor dem Bäcker. Und plötzlich fiel mir auf, wie viele Köpfe gesenkt waren. Wie viele Daumen über Displays glitten. Wie viele Gesichter im blauen Handylicht hingen, selbst mitten am Tag.

Ich suchte nach Blicken, nach Gesichtern, nach irgendwem, der einfach nur da war. Nichts. Nur Leute, die nach unten schauten.

Und da saß ich, in meinem alten Auto, ohne Radio, ohne Ablenkung – und merkte, dass die Stille, die ich am Anfang fast unangenehm fand, inzwischen zu meinem Ruhepol wurde.

Etwas mehr als eineinhalb Jahre zuvor – November 2022

Es war ein Samstagmorgen, kurz nach acht. Ich saß auf einer kalten Metallbank am Hauptbahnhof und wartete auf die Bahn. Die Luft war kühl, unangenehm kühl, und der Himmel sah so aus, als würde es gleich wieder anfangen zu regnen. Die Stadt wirkte müde. Neben mir dampfte ein Pappbecher mit Kaffee, den jemand vor Kurzem stehen gelassen hatte.

Die Bahn kam nicht. Wirklich überraschend war das nicht. Erst stand da zehn Minuten Verspätung, dann wurden daraus fünfzehn, dann stand irgendwann gar keine Zahl mehr da. Ich sah mich um, so wie man das früher gemacht hat, bevor man wusste, wie schnell man Langeweile mit einem Bildschirm erschlagen kann.

Da war der Mann im Anzug mit seinem Rollkoffer, der konzentriert auf sein Handy starrte. Neben ihm eine junge Frau, die im Takt zu ihrer Musik nickte und mit den Lippen Worte formte, die ich nicht hören konnte. Ein Teenager saß auf dem Boden, vertieft in ein grelles Handyspiel, das für niemanden mehr verständlich war, als er plötzlich blitzschnell auf die nächste Herausforderung reagierte. Ein Buch lag zugeklappt neben ihm.

Und dann war da noch der ältere Herr mit der Zeitung. Langsam blätterte er, las, hielt inne. Seine Augen wanderten von den Seiten zu den Menschen um ihn herum und zurück. Er war der Einzige, der nicht versuchte, das Unausweichliche zu bekämpfen. Er lächelte zwischendurch und die Verspätung wirkte für ihn nicht wie etwas Ärgerliches, sondern vielmehr wie ein Geschenk.

Ich saß da, beobachtete die Szenerie und ließ die Zeit verstreichen. Es war seltsam still. Nicht die Langeweile füllte den Raum, sondern eine absurde Form der Abwesenheit. Wir alle waren physisch anwesend, geistig waren wir jedoch irgendwo anders – in einem Moment, der gar nicht wirklich stattfand.

Der Grund? Apps, Nachrichten, Benachrichtigungen – all diese kleinen Rufe, die uns glauben lassen, dass irgendwo anders etwas Wichtigeres passiert und wir dem hinterherlaufen müssen. Und da kam mir die Frage: Wer entscheidet eigentlich, was unsere Aufmerksamkeit verdient? Wer legt fest, was wir wirklich sehen, hören oder fühlen und was uns durch die Finger gleitet?

Was ich dort erlebte, war das Produkt einer präzisen Planung. Das Resultat von Algorithmen, die sich immer weiter verfeinern, um zu verstehen, was uns fesselt. Apps, die unsere Zeit einfangen und mehr noch: unsere Gedanken. Sie formen unsere Gewohnheiten, ohne dass wir es bemerken.

Auch ich griff nach meinem Handy. Nur für einen Augenblick, dachte ich. Nur um zu schauen, ob die Bahn bald kommt. Aber ich öffnete nicht die App der Bahn. Stattdessen klickte ich auf die erste Nachricht, die ich sah. Dann kam eine zweite, dann ein Link, und schon war ich weg.

Ich saß weiterhin auf der Bank – wie lange, kann ich nicht genau sagen. Die Menschen kamen und gingen. Ich blieb. Ein Vater ging mit seinem Sohn an mir vorbei. Das Kind zeigte auf einen Vogel und rief: „Papa, schau mal!" Die Stimme des Kindes klang hell und erstaunt. Doch der Vater, der die Worte nicht hörte, starrte auf den Bildschirm seines Handys. Der Vogel flog davon. Das Kind sah ihm nach, der Blick des Vaters blieb auf dem Display.

Warum mich diese Szene so berührte, weiß ich nicht genau. Vielleicht, weil sie so unauffällig war. So alltäglich. Doch genau darin lag ihre Aussagekraft.

Und so fragte ich mich: Was bleibt uns von diesem Moment, von diesem Leben, wenn wir ständig nur auf einen Bildschirm blicken?

Also steckte ich mein Handy in die Tasche und stand auf. Nicht aus Ungeduld – ich war längst darüber hinaus – eher aus einer Art leisen Resignation, die sich anfühlte wie ein Schulterzucken des Geistes. Die Bahn war mittlerweile offiziell gestrichen. Ich hätte umsteigen und eine Alternative suchen können. Aber stattdessen begann ich einfach zu laufen. Wohin? Keine Ahnung. Vielleicht zur nächsten Haltestelle. Vielleicht zu gar keiner.

Ab und zu hallten Schritte durch die Straßen und ein Rollkoffer schepperte über unebenen Asphalt. Ich ging weiter, vorbei an Schaufenstern, die noch dunkel waren. Und dann sah ich ein Plakat: „Jetzt downloaden – die App, die dein Leben verändert." Darunter ein Gesicht, das Smartphone in der Hand. Ich blieb stehen. Nicht wegen des Plakats, sondern wegen der Ironie (und einer roten Ampel, aber das klingt nicht so dramatisch).

Ich kam zu einem Café, das gerade geöffnet hatte. Die ersten Gäste saßen draußen, mit Tassen und Tellern vor sich, die Blicke gesenkt. Nicht auf die Tassen, auf ihre Displays. Ich setzte mich an einen freien Tisch und bestellte ein Glas Wasser. Ich ließ das Handy in der Tasche.

Es gibt einen Begriff dafür: „Phantom-Vibration". Das Gefühl, dass das Handy vibriert, obwohl es gar nichts getan hat. Studien zeigen, dass über 80 % der Smartphone-Nutzer dieses Phänomen kennen.[7] Es ist ein Symptom. Ein Zeichen dafür, wie tief das Gerät in unser Nervensystem eingedrungen ist und wie sehr wir darauf konditioniert sind, auf Signale zu reagieren – selbst, wenn sie gar nicht da sind.

Ich spürte es auch. Ein kurzes Zucken am Oberschenkel. Die Tasche vibrierte nicht, aber mein Gehirn glaubte es. Erwartung, Reaktion – und dann Enttäuschung.

Ich beobachtete die Menschen um mich herum. Ein Paar saß nebeneinander, beide mit dem Blick aufs Handy. Sie sprachen nicht.

Ein junger Mann tippte hektisch. Dann hielt er inne. Dann tippte er wieder. Ich sah, wie sich seine Mimik veränderte: erst Spannung, dann Frust, dann ein kurzes Lächeln und dann wieder Spannung. Es war ein Dialog. Aber nicht mit einem Menschen, vielmehr mit einem System. Mit einer App, die wusste, wie man ihn hält.

Ich nahm einen Schluck Wasser, sah auf das Glas und dachte: „Wie lange habe ich das nicht mehr gemacht? Einfach hier sitzen."

---

[7] Rosenberger, R. (2015). An experiential account of phantom vibration syndrome. *Computers in Human Behavior*, 52, 124-131.

Ich blieb noch eine Weile, dann stand ich auf und ging weiter. Nicht schnell, eher ziellos. Die Stadt war noch leer genug, um sich darin zu verlieren, und die Straße lag still da, als hätte sie selbst noch nicht entschieden, ob sie heute Teil der Welt sein wollte.

Ein Baum stand am Rand eines kleinen Parks. Er verlor seine letzten Blätter.

Ich setzte mich auf eine Bank in der Nähe, nicht weit von einem Spielplatz, von dem aus ich einen großen Kontrast sehen konnte. Zwei Kinder rutschten, lachten und schrien. Ein drittes saß auf der Bank gegenüber, ein Smartphone in der Hand – viel zu groß für seinen Kopf. Die Finger hielten es wie einen Schatz. Sein Blick war starr und die Welt drumherum schien nicht zu existieren.

Das Kind auf der Bank wischte nach rechts, dann nach links, tippte kurz, hielt inne, und wischte wieder. Es sah nicht aus, als ob es gerade einfach nur beschäftigt wäre. Es war irgendwie gefangen durch die Art, wie das Ganze aufgebaut war.

Das Kind war vielleicht sieben Jahre alt, aber das Gerät in seiner Hand war gebaut für Erwachsene. Oder besser gesagt: für deren Aufmerksamkeit. Für Augen, die sich nicht lösen können, für Finger, die immer wieder tippen und Gehirne, die nicht abschalten.

Ein paar Meter weiter saß ein etwa fünfjähriges Mädchen auf dem Boden. Vor ihr lag ein iPad, auf dem sie ein Spiel spielte. In der linken Hand hielt sie ein Smartphone, auf dem gleichzeitig ein YouTube-Video lief. Als die Mutter sie verwirrt fragte, warum sie zwei Geräte gleichzeitig benutzte, antwortete das Mädchen ohne aufzuschauen: „Auf dem iPad kann ich nicht beides machen."

Irgendwann verließ ich den Park und ging langsam Richtung Innenstadt. Die Straßen wurden belebter und die Geräuschkulisse dichter. Ich hatte kein Ziel, aber ich wollte unter Menschen sein. Vielleicht, um mich weniger allein zu fühlen. An einer Ampel blieb ich stehen. Neben mir stand ein Junge, vielleicht zwölf, mit einem Smartphone in der Hand. Die Ampel wurde grün, aber er ging nicht los. Erst als sein Vater ihn leicht anstieß, setzte er sich in Bewegung – ohne den Blick zu heben.

Ich ging hinter ihnen her, mit ein paar Metern Abstand. Der Junge spielte ein Spiel. Ich sah, wie er kurz innehielt, als ein roter Punkt auf seinem Bildschirm erschien. Er tippte darauf, sofort öffnete sich ein neues Fenster. Wieder Farben, wieder Bewegung.

Ich überholte die beiden und bog in eine Seitenstraße. Dort war es ruhiger. Ein Kiosk hatte geöffnet, die Zeitungen lagen gestapelt auf einem Ständer, daneben ein Aufsteller mit Energy-Drinks. Ich blieb stehen und sah auf die Schlagzeilen. Politik, Wirtschaft, Sport. Alles wirkte still, als würden die Zeitungen auf Leser warten, die nicht mehr kommen.

Daneben ein Plakat: „Bleib informiert – mit unserer App." Ich musste lächeln. Denn das war unsere neue Währung: Echtzeit.

Ich setzte mich auf eine Bank gegenüber. Mein Handy vibrierte. Ich ignorierte es. Dann vibrierte es noch einmal. Ich nahm es aus der Tasche und sah auf das Display. Zwei Nachrichten: ein neues Software-Update, eine Textnachricht. Nichts davon war wichtig.

Ich legte das Handy wieder weg und mein Blick fiel auf eine Frau, die neben dem Kiosk saß. Sie hatte einen Kaffee vor sich, aber trank nicht. Ihr Daumen bewegte sich über das Display. Dann hielt sie inne. Und da sah ich es wieder: erst Spannung, dann ein kurzes Lächeln, dann wieder Konzentration. Wie oft habe ich selbst so ausgesehen? Wie oft habe ich auf etwas reagiert, das gar nichts mit mir zu tun hatte? Wie oft habe ich mich rufen lassen – von einem roten Punkt, einem Ton, einem Versprechen?

Die Sonne kam langsam durch die Wolken und warf ein leichtes Licht auf die Straße, während ich mich wieder auf den Weg machte.

An der Ecke zur nächsten Straße stand ein Straßenmusiker. Er spielte Gitarre und sang leise, fast für sich selbst. Ein paar Passanten blieben stehen und manche warfen Münzen in seinen Hut, andere zogen weiter. Ich blieb stehen, mein Handy vibrierte und ich sah darauf eine Nachricht: „Du wurdest zur Gruppe ‚Kino heute' hinzugefügt."

Ich stutzte. Nicht wegen des Inhalts, eher wegen der Tatsache, dass es überhaupt passierte.

Ein Treffen. Nicht geplant über Wochen, nicht verschoben. Einfach spontan. Ich sagte zu und scrollte durch die Mitgliederliste. Ich sah viele Namen, die ich kannte, und manche, die ich lange nicht mehr gesehen hatte. Und ich merkte, wie ungewohnt sich das anfühlte. Wie selten es geworden war, dass man sich wirklich verabredete und nicht nur schrieb: „Lass mal wieder."

Ich steckte das Handy weg. Der Musiker spielte weiter. Die Melodie war dieselbe, aber irgendetwas hatte sich verändert.

Faktoren der Sucht

Wie unsere Smartphones uns süchtig machen.

Eine angeeignete Sucht besteht aus drei Komponenten:

1. Konditionierung
2. Gewöhnung
3. Entzugssymptome

Konditionierung:

Die meisten von uns glauben, dass wir noch die Kontrolle über unser Smartphone haben. Das ist schon längst nicht mehr der Fall. Auch wenn wir es nicht wahrhaben wollen, sind wir diejenigen, die benutzt und manipuliert werden. Denn was uns fesselt, ist nicht einfach nur Unterhaltung oder Spaß. Es ist ein neurobiologischer Trick, der tief in unserem Gehirn verankert ist: *Dopamin*.

Dopamin wird oft als unser Glückshormon bezeichnet. Das entspricht jedoch nicht ganz der Wahrheit. Eigentlich ist es eine Art „Erwartungshormon". Also ein Hormon, das ausgeschüttet wird, wenn wir etwas erwarten. Es funktioniert wie ein Antrieb, der uns an den Rand des nächsten Moments bringt. Es wird nicht erst ausgeschüttet, wenn wir etwas bekommen, sondern wenn wir im Begriff sind, etwas zu bekommen. Dopamin sorgt also dafür, dass wir neugierig oder motiviert sind. Aber im Kontext von Social Media sorgt es dafür, dass wir immer weiter scrollen, obwohl wir nie genau wissen, was uns erwartet. Wir hoffen auf etwas Interessantes oder Wertvolles. Je höher dein Dopaminspiegel, desto motivierter bist du, etwas in deinem Leben zu tun. Je niedriger, desto eher bleibst du abends auf der Couch sitzen und verschiebst deine Aufgaben auf morgen.

Warum?

In unserer Evolution hat dieser Mechanismus tiefe Wurzeln. Er hat uns dazu gebracht, Beeren zu sammeln, Tiere zu jagen oder auf unbekannten Wegen Neues zu entdecken. Ohne Dopamin hätten wir die Motivation dazu nie gehabt. Es war unser Antrieb für Fortschritt.

Man könnte sagen, es ist unser Gefühl von Vorfreude und Motivation in chemischer Form.

Das ist jetzt natürlich etwas vereinfacht erklärt, aber das reicht fürs Erste.

Wenn wir jetzt zum Beispiel auf TikTok scrollen, dann schüttet unser Gehirn Dopamin aus, weil es ein Video erwartet, das wir interessant finden. Dein Gehirn sagt sich: „Vielleicht kommt jetzt ein besonderes Video."

Wenn dann aber ein Video kommt, das dich nicht interessiert, dann sinkt dein Dopaminspiegel und dein Gehirn erwartet wieder ein Hoch. Dieses Auf und Ab macht süchtig, es ist eine Achterbahn der Gefühle. Jetzt ist es aber so, dass nahezu jede Aktivität, die wir ausführen, auf irgendeine Weise Dopamin ausschüttet: Sport, weil unser Gehirn uns motivieren möchte, in Bewegung zu bleiben; positive Gespräche mit anderen Menschen, weil es uns dazu anregen will, soziale Kontakte zu pflegen; Kochen, weil wir uns auf das Essen freuen; und natürlich das Essen selbst, das uns dazu antreibt, weitere Energie aufzunehmen. All das dient letztlich unserem Überleben.

Entscheidend ist jedoch, wie diese Dopaminausschüttung erfolgt.

Wenn du dich bewegst oder Sport treibst, steigt dein Dopaminspiegel langsam an, bleibt am Ende aber höher als zuvor und sorgt so für langanhaltende Motivation und Zufriedenheit. Hier habe ich dir das anhand einer Grafik verdeutlicht:

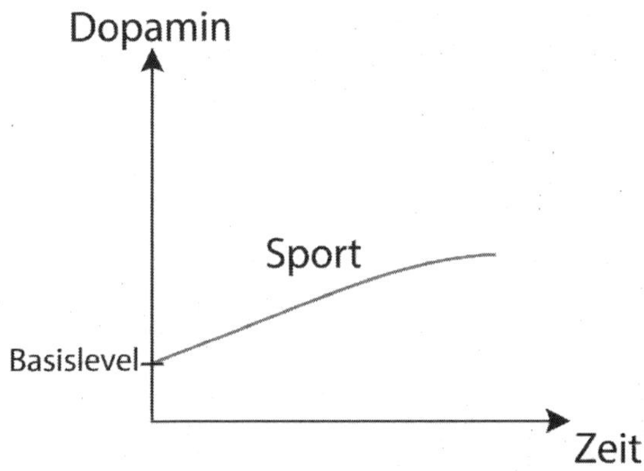

Beim Konsum von Drogen, wie etwa Morphium, schießt der Dopaminspiegel hingegen sehr schnell in die Höhe, fällt danach jedoch ebenso rasant wieder ab – und zwar auf ein Niveau, das sogar niedriger ist als am Ausgangspunkt:

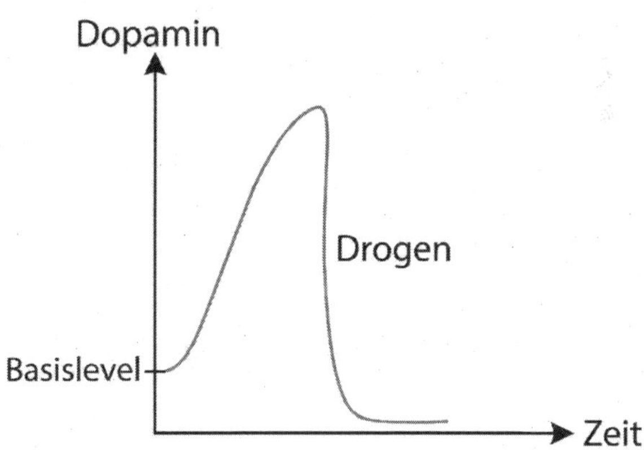

Das Scrollen am Smartphone setzt Dopamin auf eine ähnliche Art frei, wie der Konsum von Drogen – nur mit kontinuierlicheren, kleineren Ausschlägen.

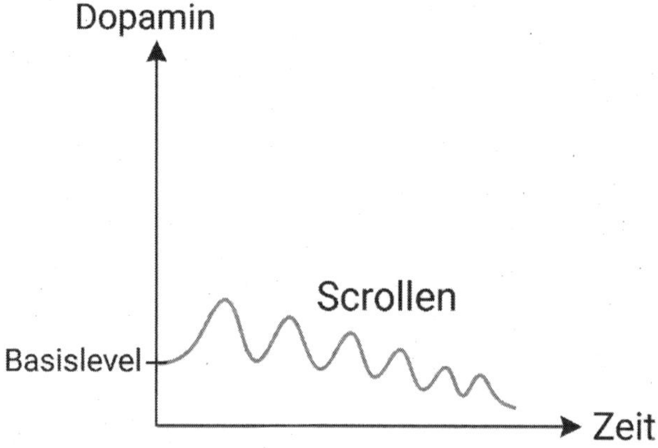

Gewöhnung:

Wie du siehst, ist der große Unterschied zwischen Drogen und dem Scrollen die Höhe der Ausschläge. In einem Experiment mit Ratten konnte man feststellen, dass je kleiner die Morphium-Dosis – und damit auch der Dopamin-Kick – war, desto öfter haben sich die Tiere Nachschub geholt.[8] Mit anderen Worten: Ein geringeres „High" bedeutete häufigerer Konsum.

Und genauso funktioniert das Scrollen am Handy. Es ist, als würdest du dir ständig winzige Mini-Dosen Morphium geben. Du bekommst keinen riesigen Rausch und keinen Absturz. Vielmehr bekommst du kleine, schnelle Schübe, die dich immer wieder dazu bringen,

---

[8] Weeks, J. R. (1962). Experimental morphine addiction: Method for automatic intravenous injections in unrestrained rats. *Science, 138*(3537), 143–144.

weiterzumachen. Jeder neue Post, jedes Bild, jede Nachricht ist wie ein kleiner Stich, der kurz Dopamin freisetzt.

Das macht das Scrollen so tückisch: Es fühlt sich harmlos an, weil die Ausschläge nicht extrem sind. Aber gerade, weil sie klein und ständig verfügbar sind, bleibst du hängen. Dein Gehirn gewöhnt sich daran, immer wieder diese Mini-Kicks zu bekommen, und du merkst gar nicht, wie du Stunde um Stunde weiterscrollst.

Im Gegensatz dazu sind Dinge wie Sport oder ein tiefes Gespräch eher wie eine langsame, gleichmäßige Infusion: weniger spektakulär, aber viel nachhaltiger. Das Handy dagegen ist wie etwas, das dir ununterbrochen kleine Stöße gibt – nicht genug, um dich „satt" zu machen, aber genau richtig, um dich immer wieder nach dem nächsten Kick greifen zu lassen.

Wenn du dir den letzten Graphen nochmal anschaust, siehst du, dass jeder Ausschlag ein kleines bisschen tiefer ist als der letzte. Du baust eine Toleranz auf. Und weil diese Grenze immer weiter sinkt, konsumierst du mehr und merkst aber, wie sich dein Leben langsam wie ein lebloses Existieren anfühlt. Gleichzeitig sinkt auch dein Basis-Dopaminlevel und du bist unmotiviert, etwas zu verändern.

Entzugssymptome: Wenn das Handy plötzlich fehlt

Und genau hier kommen wir zum letzten Punkt der Sucht: den Entzugssymptomen. Sie sind der Moment, in dem viele sagen: „So schlimm kann es doch nicht sein." Doch genau dann wird es spürbar.

Wenn du dein Smartphone weglegst oder bewusst weniger nutzt, fehlt deinem Gehirn plötzlich etwas, woran es sich längst gewöhnt hat. Die ständigen kleinen Dopamin-Kicks bleiben aus. Dein Gehirn wartet – aber es kommt nichts. Das Ergebnis fühlt sich unangenehm an. Nicht dramatisch, nicht lebensbedrohlich, aber hartnäckig.

Typische Entzugssymptome sind innere Unruhe, Nervosität, Reizbarkeit oder das Gefühl, ständig „etwas zu verpassen". Viele greifen automatisch zum Handy, ohne es überhaupt zu merken. Alle paar Minuten wandert die Hand in die Tasche, obwohl es keinen konkreten Grund gibt. Manche berichten sogar von einer Art Leere oder Langeweile, die fast körperlich spürbar ist.

Das liegt nicht daran, dass dein Leben plötzlich langweilig geworden ist. Es liegt daran, dass dein Gehirn gelernt hat, jede kleine Pause sofort mit Reizen zu füllen. Wartezeiten, Stille oder Nichtstun wurden über Jahre hinweg „weggescrollt". Wenn diese Reize fehlen, weiß dein Gehirn erstmal nicht, was es mit sich anfangen soll.

Interessant ist: Diese Symptome ähneln stark denen anderer Süchte. Nicht in der Intensität, aber im Muster. Dein Dopamin-Grundniveau ist gesenkt, Motivation fehlt, alles fühlt sich anstrengender an als sonst. Dinge, die dir früher Spaß gemacht haben, wirken plötzlich fade. Genau das verleitet viele dazu, „nur kurz" wieder aufs Handy zu schauen – und zack, bist du zurück im Kreislauf.

Die gute Nachricht: Diese Entzugssymptome sind kein Zeichen von Schwäche, sondern ein Zeichen dafür, dass dein Gehirn sich gerade neu sortiert. Gibst du ihm Zeit, lernt es wieder, Dopamin aus langsameren, echten Quellen zu ziehen: Bewegung, Gespräche, Kreativität, Ruhe. Am Anfang fühlt sich das ungewohnt an. Später fühlt es sich wieder richtig an.

Der Entzug ist also kein Beweis dafür, dass du dein Smartphone brauchst – sondern dafür, wie sehr dein Gehirn gelernt hat, es zu erwarten.

Nur noch ein letztes Video

Wie variable Belohnungen uns im Scrollen gefangen halten.

Wie viele Videos schaust du täglich auf deinem Smartphone? Zehn, zwanzig oder doch eher hundert? Während einer „Scroll-Session" am Abend sind es bestimmt sogar über hundert, oder? Und von den hundert Videos, die du konsumierst, sind es vielleicht fünf, die dich wirklich interessiert oder inspiriert haben. Die Entwickler hinter den Plattformen wissen genau, wie unser Gehirn funktioniert – und nutzen das aus. So verlieren wir langsam die Kontrolle über das, was wir konsumieren. Denn es sind genau diese kleinen Momente der Ungewissheit, die uns anziehen und uns am Handy behalten.

Der einfache Satz „Nur noch ein letztes Video" kann so zu zwei Stunden Scrollen werden.

Ich erinnere mich an einen Moment als Kind, der dieses Gefühl ganz gut beschreibt. Ich war sechs oder sieben Jahre alt, als ich einen Brief von meiner Bank bekam. Knapp fünfzig Euro hatte ich auf einem Sparkonto angesammelt – ein bisschen Geld, das mir zu Weihnachten geschenkt wurde oder das ich auf der Straße gefunden habe. Der Brief war ein ganz gewöhnlicher: ein unpersönlicher Geburtstagsgruß und ein Angebot, mir irgendein Sparbuch-Bonusprogramm zu verkaufen. Nichts Aufregendes, nichts, das die Welt verändern würde. Mein Vater gab mir den Umschlag, und im Moment des Öffnens wusste ich schon, dass es nichts Außergewöhnliches sein würde. Aber da war diese Unsicherheit. Diese kleine, flimmernde Hoffnung, dass vielleicht, nur vielleicht, etwas anderes in diesem Brief war. An Hogwarts habe ich damals nicht geglaubt, aber die Ungewissheit, dass es vielleicht doch etwas anderes als Werbung sein könnte, löste etwas Magisches in mir aus.

Und genau damit arbeiten auch die Apps. Man gibt uns keine direkten, sondern variable Belohnungen, bei denen man nie genau weiß, was und vor allem wie viel man bekommt. Vom Prinzip her ähnlich wie ein Spielautomat.

Manchmal bekommst du ein trauriges Video, manchmal ein lustiges, manchmal ein langweiliges und manchmal kommt eine neue Benachrichtigung rein.

Aber genau dieses „Manchmal" ist der Schlüssel.

In der Verhaltensforschung wird diese Praxis „intermittierende Verstärkung" genannt.

In den 1950er Jahren erforschte der Psychologe B.F. Skinner in einem Experiment an Tauben, inwieweit sich deren Verhaltensweisen beeinflussen lassen.[9] Dazu setzte er Tauben einen Hebel vor und brachte ihnen bei, dass bei jeder Betätigung des Hebels Futter ausgegeben wird. Die Tauben fingen an, den Hebel mit der Belohnung zu verknüpfen. Das klang für mich bis hierher ziemlich unspektakulär.

Aber dann fing Skinner an, den Tauben nur noch unregelmäßig und ohne wirklich erkennbares Muster Futter beim Betätigen des Hebels auszugeben. Und plötzlich begannen die Tauben, wie besessen den Hebel zu betätigen, weil sie nie wussten, wann sie eine Belohnung bekommen würden.

Einige Jahre später hat man diese Erkenntnis dann in eine App verfrachtet. Statt Futter bekommen wir dabei Clips zu sehen und Ausschläge im Belohnungssystem zu spüren.

---

[9] Skinner, B. F. (1953). *Science and Human Behavior*. B. F. Skinner Foundation.

Wenn wir scrollen oder swipen, reagiert unser Gehirn entsprechend. Wie du merkst, ist das kein Nebeneffekt – das ist Design.

Sprechen wir noch mal über die Belohnung an sich:

Als wir vor über zehn Jahren eine neue Mitbewohnerin, unsere Hündin Ida, bekamen, war ich sofort begeistert und begann ihr Tricks beizubringen. Nach ein paar Stunden hatte ich es endlich geschafft, und wenn ich „Sitz!" sagte und ihr etwas zu essen gab, setzte sie sich hin (es sei denn, der Boden war kalt, dann war es eher ein kurzes Berühren des Bodens mit einem schnellen Aufspringen).

Mit der Zeit begann sie aber, sich hinzusetzen, ohne dass ich etwas zu ihr gesagt hatte, und erwartete eine Belohnung. Das Hinsetzen hat sich zu einer Gewohnheit entwickelt, mit der sie etwas Positives verknüpfte. Sie hatte etwas gelernt.

Hier spielen zwei Aspekte eine entscheidende Rolle:

1. Positive Verstärkung
2. Dopamingetriebene Gewohnheitsbildung

Zuerst zur positiven Verstärkung:

Im Gegensatz zur intermittierenden Verstärkung aus dem Taubenexperiment sorgt die positive Verstärkung dafür, dass ein gewünschtes Verhalten häufiger wiederholt wird, wenn wir es mit einem positiven Ergebnis verbinden. Unser Verhalten wird belohnt.

Meine Hündin begann, sich hinzusetzen, weil sie das Verhalten mit Essen in Verbindung brachte. Sie wurde nicht nur durch die Hoffnung auf eine Belohnung angetrieben, sondern auch durch die tatsächliche Erfahrung von positiven Emotionen. Zu Beginn schaute sie mich an, als würde sie fragen: „Was willst du von mir?" Aber mit der Zeit verstand sie es.

Auch Apps nutzen dieses Prinzip, indem sie uns Videos zeigen, die zu unserer aktuellen Gefühlslage passen. Woher sie unsere Gefühle kennen? Dazu kommen wir gleich noch. Dadurch werden wir beim Scrollen bestärkt und ermutigt, weiter zu interagieren. Diese unmittelbare Reaktion motiviert uns, das Verhalten zu wiederholen, weil wir uns dabei gut fühlen.

Nun zur dopamingetriebenen Gewohnheitsbildung:

Diese hängt eng mit der positiven Verstärkung zusammen. Dopamin kann nämlich viel mehr als nur Vorfreude oder Motivation hervorrufen – es sorgt auch für die Bildung von Gewohnheiten. Wenn die positive Verstärkung groß genug ist, beginnt man, ein Verhalten als Gewohnheit anzunehmen und regelmäßig auszuführen. Das hast du bestimmt schon öfter erlebt: Du gehst ganz normal durch deinen Tag und auf einmal hältst du dein Handy mit der Instagram-App geöffnet in der Hand und weißt gar nicht, warum du sie überhaupt geöffnet hast. Es ist, als ob eine fremde Hand dich gesteuert hat.

Dadurch sorgen die Entwickler und Psychologen hinter diesen Plattformen dafür, dass wir bleiben, zurückkommen und nicht abschalten.

Vor ein paar Jahren baten Forscher eine Gruppe Männer Fragebögen auszufüllen, anhand derer sie diese in zwei verschiedene Gruppen aufteilen konnten: „problematische Nutzer“ und „unproblematische Nutzer“. [10]

Ein problematischer Nutzer ist jemand, bei dem die Nutzung des Smartphones so ausgeprägt ist, dass sich Kontrollverlust, Beeinträchtigungen im Alltag oder psychische Belastungen erkennen lassen.

---

[10] Kwon, M., Jung, Y.-C., Lee, D., & Lee, J. (2022). Altered resting-state functional connectivity of the dorsal anterior cingulate cortex with intrinsic brain networks in male problematic smartphone users. *Frontiers in Psychiatry, 13*, 1008557

Im Rahmen dieser Studie wurden mehrere Untersuchungen durchgeführt, wovon aber besonders eine für uns interessant ist: Die Teilnehmer legten sich in einen MRT-Scanner und sollten sechs Minuten lang auf ein Kreuz schauen. Das soll das Gehirn in einen Ruhezustand bringen. Dabei analysierten die Forscher, wie stark welche Gehirnregionen miteinander verbunden sind.

Bei problematischen Nutzern war der „dorsale anteriore cinguläre Cortex" (dACC) stärker mit anderen Regionen im Gehirn verbunden.

Aber lass mich dir kurz erklären, was das genau bedeutet. Der dACC ist im Gehirn für die Impulskontrolle und Entscheidungsfindung zuständig.[11] Er gibt gewissermaßen vor, wie viel Bewusstsein hinter einer Entscheidung steckt, die wir treffen. Bei problematischen Nutzern war dieser stärker mit Hirnregionen vernetzt, die für Belohnungsverarbeitung und emotionale Regulation verantwortlich sind. In einfachen Worten: Problematische Nutzer haben es schwerer, „Nein" zu sagen, wenn sie ihr Smartphone in der Nähe haben. Sie treffen die Entscheidung, ans Smartphone zu gehen, nicht bewusst, es passiert einfach. Und je mehr Zeit man am Smartphone verbringt, desto problematischer wird die Nutzung und desto mehr Zeit verbringt man daran, ohne es zu bemerken – ein Kreislauf.

Ich denke dabei an den Vater mit dem Kind aus unserer Anfangsgeschichte. An den Moment, der verpasst wurde. Nicht aus Gleichgültigkeit, sondern aus Gewohnheit und Reflex. Aus einem System heraus, das genau dafür gebaut wurde.

Kann man ihm die Schuld dafür geben?

---

[11] Mostauli, A. (2021). Modulation der effektiven Konnektivität zwischen dem dorsalen anterioren cingulären Cortex (dACC) und den bilateralen auditorischen Cortexen durch die manuelle Antwort-Auswahl (Dissertation zur Erlangung des Grades eines Doktors der Medizin). Universität Hamburg. https://ediss.sub.uni-hamburg.de/bitstream/ediss/9438/1/Dissertation%20-%20Arasch%20Mostauli.pdf

Tricks im Design

Wie Infinite Scrolling und Farben unser Verhalten beeinflussen.

Bestimmt hast du schon mal von „Infinite Scrolling" gehört. Falls nicht, hier eine kurze Erklärung: Infinite Scrolling ist eine Funktionsweise, die es dem Nutzer ermöglicht, mehrere Inhalte hintereinander zu konsumieren, ohne sich durch Menüs klicken zu müssen. Ein typisches Beispiel ist die „For-You-Page" auf TikTok. Eigentlich wurde sie für Effizienz und eine bessere Nutzererfahrung entwickelt. Früher musste man sich noch durch mehrere Seiten klicken, während man heute einfach weiterscrollen kann. Es gab einen Punkt, der dich zu einer kurzen Unterbrechung gezwungen hat, bei der du dir überlegen konntest, ob du nicht schon genug gesehen hast.

Aber diese kurzen Unterbrechungen beim Konsumieren haben auch dafür gesorgt, dass Nutzer eine Plattform nicht so lange benutzt haben. Heute ist es nur noch ein kontinuierliches Wischen ohne diesen kleinen Moment, der dir die Möglichkeit gibt zu sagen: „Okay, genug für heute."

Denn mal ehrlich, wie oft hast du zum Beispiel die zweite Seite der Google-Suchergebnisse geöffnet? Wahrscheinlich nie. Sie ist wie ein Ort, von dem jeder weiß, dass er existiert. Aber keiner spricht darüber.

Aber was, wenn du jetzt keine zweite Seite mehr hast? Wenn alles, was du siehst, einfach nur unendlich nach unten geht? Wie ein Buch ohne Kapitel oder eine Chipstüte ohne Boden. Es ist schwieriger zu sagen: „Bis zu diesem Punkt und nicht weiter."

Studien zeigen, dass wir mit diesem endlosen Scrollen tatsächlich länger dranbleiben, als wir eigentlich wollen.[12] Aber nicht, weil uns die Inhalte so fesseln. Es ist einfach, weil wir nicht merken, dass wir schon längst genug hatten. Es fühlt sich an, als würde jemand immer wieder Nachschub bringen, ohne dass wir wirklich aufhören können.

Aber auch mit Farben manipuliert man uns. Benachrichtigungen sind rot.

Das ist einfach so und war schon immer so, oder? Nicht ganz. In früheren Betriebssystemen waren häufig auch andere Farben, wie etwa Gelb oder Blau, üblich.

Rot ist keine zufällig gewählte Farbe, die man sich ausgesucht hat, weil sie gut aussieht. Es ist eine Farbe, die etwas in uns auslöst. Studien zeigen, dass rote Benachrichtigungen gezielt das sogenannte „Salienznetzwerk" im Gehirn aktivieren – ein System, das Reize priorisiert.[13] Es entscheidet, was wichtig ist. Und wenn alles rot ist, ist alles wichtig. Das ist aber nichts Neues, denn schon vor Jahrhunderten wusste man über die Wirkung von Farben Bescheid.

Eines der älteren Beispiele dafür ist der Stierkampf. Wusstest du, dass es dem Stier egal ist, ob das Tuch rot, grün oder blau ist? Stiere sind rotblind. Das heißt, dass sie rote Gegenstände eher in einem Grauton wahrnehmen.

Das, was den Stier zum „Angriff" bringt, ist der Stress der Situation und das Flattern des Tuches. Die Farbe ist aber nicht komplett zwecklos. Sie ist für den Zuschauer, uns Menschen, gedacht. So ist es auch

[12] Lora, S. K., Purba, S. A., Hossain, B., Oriana, T., Seum, A., & Sharmin, S. (2024). *Infinite Scrolling, Finite Satisfaction: Exploring User Behavior and Satisfaction on Social Media in Bangladesh.* arXiv.

[13] Bartoli, N., & Benedetto, S. (2022). *Driven by notifications - exploring the effects of badge notifications on user experience.* PLOS ONE, 17(6), e0270888.

kein Wunder, dass man sich diese Taktik in der App-Industrie zunutze macht. Rote Punkte sind ein Signal. In der Natur bedeuten sie Gefahr, Aufmerksamkeit, Alarm. In Apps bedeuten sie: „Hier ist etwas, das du nicht verpassen darfst."

Ein Blick in die Statistik zeigt, dass über 60 % der Nutzer eine App häufiger verwenden, wenn sie ihnen Benachrichtigungen sendet.[14] Das heißt: Wir öffnen die App nicht, weil wir wollen, sondern weil sie uns ruft. Weil sie will, dass wir mehr interagieren.

„Time on screen" ist dabei eine Metrik, die in der App-Industrie zentral ist. Es geht weniger darum, wie zufrieden die Nutzer sind, sondern wie lange sie in der App bleiben.

Und so kommen wir nun auch zu der Antwort auf die Frage, woher eine App unsere Gefühle kennt. Am offensichtlichsten ist deine Interaktion mit Inhalten, die du siehst. Wenn du Inhalte mit „Gefällt mir" markierst oder sie teilst, zeigt das der Plattform, dass sie zum Moment passen. Auch anhand deiner Kommentare kann man das ziemlich gut einschätzen.

Denn egal ob du ein einfaches „Wow!" unter einem inspirierenden Post hinterlässt oder ein langes, nachdenkliches Feedback zu einem traurigen Thema abgibst – der Algorithmus nimmt jedes Wort als wertvolle Information wahr. Durch maschinelles Lernen wird dann genau analysiert, wie und wann du mit bestimmten Inhalten interagierst.

Doch es geht noch weiter: Je länger du bei einem Beitrag verweilst, desto mehr interpretiert der Algorithmus dein Verhalten. Bleibst du zum Beispiel länger bei einem Post, der ein berührendes Bild oder eine emotionale Geschichte zeigt, wird angenommen, dass dieses

---

[14] Auersperg, C. (2025, April 2). The Psychology of Push: Why 60% of Users Engage More Frequently with Notified Apps. ContextSDK.

Thema eine emotionale Reaktion bei dir ausgelöst hat. Vielleicht fühlst du dich in diesem Moment nachdenklich oder verbunden mit dem Thema.

Hast du einen Kalender oder eine To-Do-App, die mit deiner Social-Media-Plattform verbunden ist? Dann kann der Algorithmus ziemlich genau erkennen, was du gerade vorhast. Zum Beispiel, ob du an ein besonderes Ereignis, wie an einen Geburtstag oder einen traurigen Jahrestag, denkst. Diese Informationen werden in deine Feed-Optimierung integriert.

Wenn du oft in bestimmten Gegenden bist, sei es in einem Café, einem Park oder einem Sportstudio, kann die App daraus schließen, welche Art von Inhalten du in der jeweiligen Umgebung bevorzugst. Ein Besuch in einem ruhigen Park könnte beispielsweise dazu führen, dass dir mehr Inhalte zu Natur oder Werbung für neue Sportschuhe angezeigt werden, während ein Aufenthalt in einem belebten Stadtzentrum zu mehr Inhalten über Events oder Einkaufsläden in der Umgebung führen könnte. Stell dir den Algorithmus wie einen Protokollanten vor, der dir überall hin folgt und alles mitschreibt.

Der Algorithmus weiß also nicht nur, was du likest oder kommentierst, sondern auch, wo du bist und was du tust – und kann so deine momentane Stimmung noch präziser einschätzen.

Das macht es noch viel schwieriger sich dem Ganzen zu entziehen, denn je mehr du die Plattform nutzt, desto mehr weiß sie über dich.

Und jetzt wird es noch beunruhigender: Wenn eine App genau weiß, in welcher Situation du dich gerade befindest, zeigt sie dir nicht nur passende Inhalte, sondern versucht auch, Emotionen in dir zu wecken, die etwas in dir auslösen. Das Problem dabei? Die stärksten Emotionen, die wir fühlen können, sind Angst und Wut.

Wie würde das konkret im Alltag aussehen?

Nehmen wir an, du bist Student und gerade neu in einem Studiengang. Du machst dir andauernd Gedanken darüber, ob du neue Freunde finden wirst, ob dir das Fach gefällt und wie die Professoren sind. Die letzten Wochen hast du dich im Internet ausgiebig darüber informiert, was man im ersten Semester beachten muss. Am Abend vor deinem ersten Tag setzt du dich auf die Couch und öffnest TikTok. Das erste Video, das du zu sehen bekommst: „Die 10 größten Fehler am ersten Studientag".

Hier wird gezielt mit deiner Angst gespielt. Du siehst den Titel und fragst dich: „Was, wenn ich einen dieser Fehler mache?" Und so schaust du dir das Video bis zum Ende an. Nach und nach kommen immer mehr solcher Videos, weil die Plattform registriert, dass diese Art von Content bei dir anschlägt. Zwei Stunden später stehst du dann auf und hast Angst davor, morgen in die Uni zu gehen. Du hast andauernd das Bedürfnis, dir noch mehr mögliche Fehler anzusehen, und hast Schwierigkeiten einzuschlafen. Als du schon seit mehreren Stunden im Bett liegst und dich von einer Seite zur anderen drehst, nimmst du schlussendlich doch wieder dein Handy in die Hand und schaust weiter. Deshalb verbreiten sich negative Nachrichten so schnell und bleiben im Kopf hängen.

Nachdem du dir beispielsweise einmal die Tagesschau angesehen hast, hast du das Gefühl, dass die ganze Welt böse ist und morgen der Dritte Weltkrieg ausbricht.

Das macht Sinn und erklärt das Phänomen des „Gaffens" bei Unfällen. Wir schauen uns lieber negative als positive Dinge an.[15] Aber

---

[15] Vaish, A., Grossmann, T., & Woodward, A. (2008). Not all emotions are created equal: The negativity bias in social-emotional development. *Psychological Bulletin, 134*(3), 383–403.

nicht, weil wir es wollen. Es ist biologisch in uns verankert, uns zuerst den negativen Dingen zu widmen, die eine Gefahr für unser Leben darstellen könnten.

Das erklärt auch, warum wir bei beunruhigenden Nachrichten oder angstauslösenden Inhalten länger auf den Plattformen verweilen. Wenn wir mit negativen oder alarmierenden Informationen konfrontiert werden, werden in unserem Gehirn Stresshormone wie Cortisol ausgeschüttet. Dieses Hormon sorgt dafür, dass wir besonders wachsam und aufmerksam sind, was in Gefahrensituationen hilfreich ist.

Doch in der heutigen Welt, in der diese „Gefahr" ständig in Form von negativen Nachrichten oder persönlichen Ängsten präsent ist, bleibt der Cortisol-Spiegel dauerhaft erhöht. Wir sind gestresst und suchen nach weiteren Inhalten, die uns entweder ablenken oder beruhigen sollen, auch wenn diese Suche uns oft noch mehr stressen kann.

Diese Dynamik zeigt sich auch in einer Studie der University of Pennsylvania, die untersucht hat, wie sich Social-Media-Nutzung auf das Wohlbefinden auswirkt. Sie fand heraus, dass Menschen, die ihre Social-Media-Zeit auf unter 30 Minuten pro Tag begrenzen, deutlich weniger gestresst und ausgebrannt sind.[16] Interessanterweise widerspricht das der weit verbreiteten Annahme, dass Social Media eine Möglichkeit ist, vor dem Schlafengehen abzuschalten und den Tag zu beenden. Viele Menschen nutzen die Zeit vor dem Schlafen, um zu scrollen, als eine Art „Beruhigung". Doch genau dieses Verhalten kann den Stress verstärken und die Schlafqualität beeinträchtigen. Es ist ein perfektes Beispiel dafür, wie unser Gehirn auf die ständige Zufuhr von stressigen Informationen reagiert und wie schwer es ist, dieser Spirale zu entkommen.

---

[16] Hunt, M. G., Marx, R., Lipson, C., & Young, J. (2018). No more FOMO: Limiting social media decreases loneliness and depression. *Journal of Social and Clinical Psychology, 37*(10), 751–768.

Und vielleicht ist das das wahre Problem. Nicht die Technologie selbst – die war ja schon immer in irgendeiner Form da –, sondern die Tatsache, dass wir irgendwann die Kontrolle darüber verloren haben. Sie beeinflusst uns viel mehr, als wir es zugeben wollen. Wir nutzen sie nicht, weil wir sie wirklich brauchen, sondern weil wir verlernt haben, ohne sie auszukommen.

Und die Plattformen belohnen dieses Verhalten auch bei den Beiträgen selbst. Je besser man die Aufmerksamkeit der Zuschauer für sich gewinnt, desto mehr wird das Video ausgespielt.

Dabei konnte ich aus nächster Nähe einen Einblick in diese Industrie gewinnen.

Ob man jetzt seine Augen aufreißt, um Gefahr zu signalisieren, zu schnell spricht und den Text zu schnell einblendet, um den Nutzer zum Zurückspulen zu bewegen, oder seinen Hintergrund in Farben (wie zum Beispiel Blau) gestaltet, damit man dem Zuschauer Vertrautheit vorspielt – in dieser Szene ist jede Taktik vertreten.

Hier sind noch ein paar weitere Beispiele, die dir beim nächsten Video vielleicht auffallen werden:

- Hände sind im Video zu sehen: Schafft evolutionär bedingt Vertrauen, weil wir Waffen in den Händen sehen würden.
- Natur im Hintergrund: Hat eine beruhigende Wirkung und ist ein starker Kontrast.
- Schnelle Schnitte: Regen das Belohnungssystem im Gehirn an.
- Farbige Kleidung, zum Beispiel ein roter Schal im Winter: Triggert das Nervensystem im Gehirn und fällt auf.
- Ein Video, in dem der Ersteller in mehreren Umgebungen gezeigt wird (am Anfang in der Küche, dann am Schreibtisch, dann im Auto): Sorgt für Vertrauen, weil man das Gefühl hat, die Person zu kennen.

- Ganz klassisch: „Du" oder „wir" als Ansprache für mehr Vertrautheit.
- Musik: Steuert die Emotionen des Zuschauers.

All diese Taktiken sind nichts Besonderes. Sie sind Standard in der Industrie. Nutzt du sie nicht, hast du keine Chance auf dem Markt. Manche nutzen sie, um dem Zuschauer zu helfen und einen Mehrwert zu bieten, andere nur, um so viele Werbepausen wie möglich anzuzeigen.

Ich habe daraufhin mit zwei Influencern gesprochen, die ihren Lebensunterhalt mit Social Media verdienen.

Und interessanterweise hat keiner von beiden die Instagram- oder TikTok-App auf seinem Smartphone. Denn Social Media ist in ihrem Leben zwar Teil des Berufs und somit die Nutzung „produktiv", trotzdem trauen sie sich nicht zu, die App auf ihrem Smartphone zu haben, um Beiträge zu posten.

Beide haben dafür eine andere Lösung gefunden. Einer hat sich ein zweites Smartphone besorgt, um von dort Videos hochzuladen und es nach dem Hochladen direkt wieder auszuschalten. Der Rest wird vom Computer erledigt.

Der andere ist nochmal einen Schritt weiter gegangen und hat einen Mitarbeiter eingestellt, der für ihn die Plattformen bespielt, damit er gar nicht erst die Möglichkeit bekommt, aus Versehen zu scrollen.

Ist das nicht verrückt? Eine App, vor der man Angst hat, weil sie einen so schnell in den Bann zieht – und mit der man gleichzeitig seinen Lebensunterhalt verdient.

Balance ist eine Lüge

Vor einigen Monaten war ich auf dem Campus meiner Universität unterwegs und entschloss mich, ein paar Studenten zu befragen. Es war ein sonniger Tag, und während ich durch die langen Flure der Fakultät ging, fragte ich sie nach zwei einfachen Dingen. Zwei Fragen, die so simpel klangen, dass man sie fast schon als belanglos abtun könnte:

„Was ist deine durchschnittliche Bildschirmzeit?" und „Wie viel Bildschirmzeit hättest du gerne, wenn es sofort wahr werden würde?"

Die Antworten auf die erste Frage waren alles andere als eindeutig. Die Spanne reichte von drei bis hin zu acht Stunden pro Tag. Es gab jedoch ein klares Bild: Jeder schien irgendwie eine Beziehung zu seinem Smartphone zu haben.

Die zweite Frage brachte mich jedoch zum Nachdenken. Die Antworten folgten einem auffälligen Muster. Menschen, die eine hohe Bildschirmzeit angaben, wünschten sich durchschnittlich eine niedrigere „ideale" Bildschirmzeit. Als ob der Maßstab für das Ideal der eigene Konsum wäre. Einmal fragte ich einen Studenten mit sechs Stunden Bildschirmzeit, warum er sich genau drei Stunden als „ideal" vorstellte. Er antwortete nachdenklich: „Man muss Maß halten, eine Balance finden. Social Media ist nicht nur schlecht, und man sollte nicht in ein Extrem rutschen."

Ich nickte, aber es nagte etwas an mir. Denn mit der Zeit hatte sich die Definition von einem „Extrem" längst verändert. Vor zehn Jahren, als wir uns noch über unsere ersten eigenen Smartphones beugten und jede neue App wie ein kleines Wunder erschien, wären drei Stunden Bildschirmzeit eine alarmierende Zahl gewesen. Heute jedoch war es die Norm. Drei Stunden? Ideal.

Bei Apps wie TikTok oder Instagram kann man kein echtes „Maß" halten. Diese Plattformen sind nicht darauf ausgelegt, dass du sie in Maßen konsumierst. Ganz im Gegenteil, sie verdienen ihr Geld durch Werbung. Je länger du auf der App bleibst, desto mehr Werbung siehst du. Das bedeutet eine höhere Bildschirmzeit, also mehr Umsatz. Dein Wohlbefinden? Das interessiert niemanden, es sei denn, es bringt Geld. Das einzige Ziel einer solchen App ist es, dich zu binden. Das ist ein grundlegendes Problem im Geschäftsmodell. Du bist nicht der Kunde, sondern ein Produkt. Denn nur so können diese Apps kostenlos sein. Stell dir vor, TikTok wäre wie ein guter Freund, mit dem du regelmäßig etwas trinken gehst. Anfangs macht das Spaß, irgendwann wird es zu viel, und dann entscheidest du dich aus gesundheitlichen Gründen, keinen Alkohol mehr zu trinken. Doch dieser „Freund" lässt nicht locker – bei jedem Treffen will er dich überreden, noch ein letztes Bier zu trinken. „Komm schon, nur noch dieses eine Mal", sagt er immer wieder. Du weißt, es ist nicht gut für dich, aber er bleibt hartnäckig. Irgendwann wirst du dich fragen müssen, ob eure Freundschaft dir noch guttut, oder ob Abstand nicht das Beste für dich wäre.

Und genau das tut TikTok. Es sagt: „Komm schon, nur noch ein letztes Video – vielleicht ist das nächste ja richtig gut." Du kannst nicht in Balance mit so einer App leben, weil sie immer wieder versucht, dich zu locken. Es ist kein Kampf mit dir selbst. Es ist ein ständiger Krieg gegen die Manipulation. Disziplin ist schon lange nicht mehr genug.

Es erinnert mich an ähnliche Diskussionen über Videospiele. Wir alle wissen, dass sechs Stunden vor der Konsole ungesund sind, aber eine Stunde, das geht doch, oder? Ja, aber auch hier sind die meisten nicht in der Lage, sich daran zu halten. „Nur noch eine Runde", sagen wir uns. „Heute mache ich zwei Stunden, dafür morgen keine." Aber das ist nicht nur eine Frage der Selbstbeherrschung. Es ist eine Frage der ständigen, fast unsichtbaren Manipulation. Irgendwann wird diese Frage dich in einem schwachen Augenblick erwischen. Denn was, wenn der Moment kommt, in dem wir uns fragen: „Warum nicht noch eine Runde? Noch ein Video? Es kann doch nicht schaden?" Es ist kein Problem der Disziplin, sondern ein Problem der Struktur, die diese Plattformen geschaffen haben, um uns immer wieder zurückzubringen.

Was mir bei all diesen Gesprächen immer wieder klar wird, ist, dass wir es hier mit einer ganz neuen Form der Interaktion zu tun haben. Eine, die die Grenze zwischen Bedürfnis und Zwang verwischt und uns dazu bringt, Zeit zu verschwenden, ohne es wirklich zu merken. Und irgendwie, zwischen den Klicks und den „letzten Videos", wird uns unsere eigene Zeit immer kostbarer und zugleich immer weniger bewusst.

Warum nichts tun produktiv ist

März 2022

Ich war allein zu Hause. Es war später Nachmittag und draußen wurde es dunkel, aber ich machte aus irgendeinem Grund kein Licht an. Ich lag auf meinem Bett und starrte an die Decke, während draußen der Frosch quakte, den ich schon seit Wochen versuchte zu lokalisieren. Ich wollte ihn einfangen, vielleicht fotografieren, aber in Wahrheit hatte ich nie darüber nachgedacht, was ich dann mit ihm machen würde.

Ich wollte nichts tun. Und doch baute sich in mir das Bedürfnis auf, irgendetwas zu tun. Ich stand auf, ging durchs Zimmer, öffnete eine Schublade, schloss sie wieder, starrte aus dem Fenster, drehte mich um.

Mein Kopf verlangte nach etwas. Es war kein konkreter Wunsch, nichts, worüber man reden konnte. Einfach nur das Gefühl, dass etwas passieren musste. Irgendetwas, das meinen Kopf beschäftigte, um ihm die Stille zu nehmen.

Und plötzlich, obwohl ich es in diesem Moment nicht laut formulieren konnte, wurde mir klar: Ich suchte nach einer Flucht.

Normalerweise hätte ich einfach mein Handy genommen. Ein Video angesehen oder einen Chat gestartet – irgendetwas hätte sich schon gefunden. Ich hätte mich in der Unendlichkeit des Feeds verloren, in einem Strudel, der mich nicht dazu aufforderte nachzudenken, sondern mich nur vom Moment entfernte.

Aber ich hatte mir vorgenommen, es diesmal anders zu machen. „Nicht jetzt", hatte ich mir gesagt. „Ich werde jetzt nicht zu meinem Handy greifen."

Und so blieb es still.

Die Minuten zogen sich. Die Leere dehnte sich aus, wie ein Raum, der immer größer wurde, je mehr ich versuchte, ihn zu füllen. Es gab keine Ablenkung. Nur mich selbst. Nur meine Gedanken. Nur den Frosch, der noch immer irgendwo draußen wartete, und mich. Es war ein Moment, den ich nicht mehr kannte, weil er so selten geworden war.

Ich erinnere mich noch genau an diesen Augenblick. Nicht, weil er etwas Besonderes war, sondern weil er so unendlich schwer war. Es war das erste Mal seit langer Zeit, dass ich ihn einfach ausgehalten habe.

Und das war schwieriger, als ich gedacht hatte. Viel schwieriger.

2014 führten Timothy Wilson und sein Team an der Universität Virginia ein Experiment durch, das mein Gefühl an dem Tag erklärt.[17] Die Teilnehmer wurden in einen leeren Raum gesetzt – ohne Ablenkung. Kein Handy, kein Buch, keine Musik. Einfach nur Stille und Zeit mit sich selbst. Sie sollten dort sechs bis fünfzehn Minuten verbringen und an ein beliebiges Thema denken. Es gab jedoch eine ziemlich ungewöhnliche Option: Die Teilnehmer konnten sich selbst mit einem Knopfdruck einen kleinen Elektroschock verpassen, wenn sie wollten. Es gab dafür keinen medizinischen Grund. Vielmehr wollte man schauen, ob sie lieber den Schmerz ertragen, als mit sich selbst allein zu sein.

---

[17] Wilson, T. D., Reinhard, D. A., Westgate, E. C., Gilbert, D. T., Ellerbeck, N., Hahn, C., & Shaked, A. (2014). Just think: The challenges of the disengaged mind. *Science*, 345(6192), 75–77.

Das Ergebnis war überraschend und zugleich beunruhigend: Ein großer Teil der Probanden wählte den Elektroschock. Manche schockten sich sogar mehrfach hintereinander, nur um der eigenen Stille zu entkommen.

Das klingt verrückt, oder? Warum sollte jemand lieber Schmerz ertragen, als einfach still zu sein? Doch genau das zeigt, wie sehr wir verlernt haben, uns selbst auszuhalten.

Unsere Welt ist voll von Ablenkungen: Das Handy klingelt, Nachrichten poppen auf, soziale Medien liefern uns eine endlose Schleife an Bildern, Videos, Stories. Ein unaufhörlicher Strom an Reizen, der uns permanent überflutet. Und unser Gehirn? Es ist daran gewöhnt, ständig neu stimuliert zu werden. Und wenn plötzlich alles still ist, fühlt sich das nicht wie Ruhe an. Es fühlt sich an wie Entzug.

Denn das eigentliche Problem ist, dass uns das normale und reale Leben zu langweilig und vor allem zu langsam wird. Es ist wie das Essen einer Weintraube: Sie schmeckt leicht süß, aber isst man zuvor ein Stück Schokolade oder ein Bonbon, ist sie auf einmal nicht mehr süß genug. Die Weintraube stellt dabei das normale Leben dar, während die Schokolade dein Smartphone oder eher den Konsum abbildet. Wir bauen eine gewisse Toleranz auf, ähnlich wie beim Konsum von Drogen, und auf einmal macht das Lesen nicht mehr so viel Spaß wie früher. Auf einmal hat man weniger Motivation, sich mit Menschen zu treffen oder Sport zu treiben. Man denkt nicht mehr an Pläne für die Zukunft und schiebt seine Aufgaben immer weiter nach hinten. Denn immerhin hat man eine andere, einfachere Möglichkeit, um sein Gehirn stärker zu stimulieren. Ein Gespräch ist nun mal nicht so schnell und spannend wie ein TikTok-Video.

Aber genau hier liegt vielleicht ein Teil der Lösung: Wir müssen wieder lernen, mit dieser Unruhe umzugehen und uns selbst zu ertragen, ohne sofort Musik anzumachen oder ein Video zu schauen. Denn der Moment, der so unangenehm und fremd wirkt, ist in Wahrheit ein Stück Freiheit. Eine Rückkehr zu etwas, das wir irgendwo in unserem Leben verloren haben – und dazu zählt nicht nur unsere Zeit, sondern auch unsere Kreativität.

Am 7. September 1829 erblickte ein Mann mit ziemlich lustigem Bart das Licht der Welt: August Kekulé.

Okay, den Bart bekam er erst später, aber schon als Kind zeigte er eine auffällige Neugierde und ein besonderes Talent für das Erkennen von Mustern. Kekulé wuchs in Darmstadt auf und studierte Chemie. Im Jahr 1865 veröffentlichte er seine Theorie zur Struktur des Benzolmoleküls. Seine Theorie beschreibt, dass Benzol (eine farblose, leicht entzündliche Flüssigkeit, die bis heute in der Industrie genutzt wird, zum Beispiel zur Herstellung von Kunststoffen, Farbstoffen und Medikamenten) nicht aus einer offenen Kette von Atomen besteht, sondern aus einem geschlossenen Ring. In diesem Ring ordnen sich die Kohlenstoffatome so an, dass keine Seite wichtiger ist als die andere. Alles hält sich gegenseitig im Gleichgewicht.

Das Besondere daran ist, dass diese ringförmige Struktur verständlich macht, warum Benzol so stabil ist. Statt ständigen Veränderungen herrscht eine Art Ruhe – ein Zustand, der sich selbst trägt. Man könnte sagen: Das Molekül funktioniert, weil alle Teile gleichberechtigt zusammenarbeiten. Nun ist das hier aber kein Chemiebuch der elften Klasse. Benzol ist zwar spannend, hat mit unserem Gehirn aber nichts zu tun. Viel wichtiger ist die Art, wie es zu dieser Entdeckung kam. Denn statt im Labor oder durch komplexe Berechnungen, kam ihm die Lösung in einem ganz anderen Moment: in einem Traum. Laut Erzählungen tauchte plötzlich das Bild einer Schlange in seinem Kopf auf, die sich in ihren eigenen Schwanz biss. Daraus schloss er, dass die Struktur ein Ring sein muss.

Dieses Beispiel zeigt, dass ein Moment der Stille das ist, was wir für Kreativität brauchen. Dieser Traum ist ein perfektes Beispiel für das, was Psychologen als Inkubationszeit bezeichnen. Eine Phase, in der wir nichts tun, aber unser Unterbewusstsein weiterarbeitet. Es ist wie eine kreative Pause, in der der Geist die Puzzleteile zusammensetzt, ohne dass wir aktiv darüber nachdenken. Und genau diese „Nichts-Tun"-Phase ist entscheidend. Doch in einer Welt, in der Langeweile immer mehr zu einem seltenen Luxus geworden ist, fällt es uns schwer, diesen Moment der Stille überhaupt noch zuzulassen und unsere Gedanken einfach wandern zu lassen.

Stell dir vor, du sitzt in einem Bus, der von A nach B fährt. Es gibt nichts zu tun – nur die endlose Strecke, die sich vor dir ausbreitet. Früher war das die perfekte Gelegenheit, einfach mal in Gedanken zu versinken oder den Moment zu genießen. Heute greifst du nach dem Handy und ziehst die Kopfhörer an, so selbstverständlich wie dein T-Shirt am Morgen. Die ganze Fahrt über schaust du Videos oder hörst Musik. Und so ist der Moment der Ruhe, oder die eben genannte Inkubationszeit, mittlerweile ein Fremdwort. Statt uns Raum für neue Ideen oder Entdeckungen zu lassen, füllen wir jede noch so kleine Lücke mit Ablenkungen. Denn wer will schon aus dem Fenster schauen, wenn die ganze Welt nur einen Klick entfernt ist?

Die Langeweile ist heute verschwunden. Sie ist nicht einfach verschwunden, weil das Leben spannender wurde, sondern weil du sie zugunsten von etwas anderem verdrängt hast. Du hast aufgehört, dir selbst Raum für diese Freiheit zu geben. Du hast den Rhythmus des Lebens übernommen, der dir vorgibt, was du zu tun hast. Und plötzlich bist du in einem Strudel von Ablenkungen gefangen. Du scrollst, du wischst, du klickst. Und obwohl du ständig beschäftigt bist, fühlst du dich innerlich leer. Du kommst nach der Arbeit nach Hause und hast keine Kraft etwas anderes zu tun als zu scrollen. Diese ständigen Reize halten dich in Bewegung, aber sie führen dich nirgendwo hin.

Es gibt ein einfaches Experiment, das du machen kannst: Nimm dir zwanzig Minuten Zeit, setze dich in einen ruhigen Raum und mach einfach nichts. Dein Handy lässt du in einem anderen Raum und sorgst dafür, dass dich in dieser Zeit auch niemand stört. Für die ersten Minuten wirst du durch den Raum laufen, dich hinsetzen, Schränke aufmachen und wieder schließen und nicht genau wissen, was du tun sollst. Dir ist langweilig. Vielleicht fängst du sogar an, Selbstgespräche zu führen. Nach ein paar Minuten nimmst du dir vielleicht ein Buch, das du schon längst zu Ende lesen wolltest, oder schaust dir Gegenstände aus Schubladen an. Und irgendwann fällt dir eine Aufgabe ein, die du die letzten Wochen immer weiter aufschoben hast. Als du dann auf die Uhr schaust, sind nicht zwanzig, sondern schon dreißig Minuten vergangen. Das ist der Grund, warum Langeweile so wichtig ist.

Fear of missing out (FOMO)

Die „Fear of missing out“ ist die Angst, etwas zu verpassen. Dieselbe Angst verspürten meine Kommilitonen in der Universität, als ich ihnen im Dezember Weihnachtsmützen verkaufte. Ja, du hast richtig gehört: Angst vor Weihnachtsmützen. Lass mich das kurz erklären.

Marketing fand ich schon immer spannend, deshalb habe ich ursprünglich auch angefangen, mich über die Funktionsweisen der Apps zu informieren. Und jeder, der sich mit diesem Thema beschäftigt, wird auf einen Grundsatz treffen: *Frag deine Kunden nicht, was sie wollen. Entwickle ein Produkt, bei dem der Kunde das Gefühl hat, dass er es braucht.*

Im Fall von den Weihnachtsmützen war das ein kleiner Test. Eine spontane Idee, die ich aus Spaß umsetzen wollte. Ich wollte sehen, ob ich ein Bedürfnis erschaffen konnte – vielleicht sogar bei Leuten, die Weihnachtsmützen an sich schon für eine schlechte Idee hielten. Ein paar Wochen vor Weihnachten kündigte ich an, dass an einem bestimmten Tag im Dezember jeder, der in der Vorlesung erschien, eine Weihnachtsmütze tragen sollte. Als ich an diesem Tag in die Uni kam, traf ich auf meinem Weg zum Hörsaal einige Kommilitonen, denen ich eine Mütze anbot. Das Gespräch lief fast immer gleich ab:

„Hey, willst du eine Weihnachtsmütze haben?“

Dann ein verwirrter Blick, ein kurzes Lachen und die Antwort: „Nein, danke.“

Aber als wir in den Hörsaal gingen und dort reihenweise Menschen mit Mützen auf dem Kopf saßen, änderte sich die Meinung der meisten auf einmal. Die Reaktionen waren durchweg überraschend: Die Leute waren auf einmal besessen von der Idee, eine Mütze zu haben. Es war, als hätte die Vorstellung, nicht dabei zu sein, nicht in den Club der „Mützen-Träger" aufgenommen zu werden, einen Nerv getroffen, der sonst gar nicht existiert hätte.

Das war der Moment, in dem ich zum ersten Mal wirklich begriff, wie unglaublich mächtig das Gefühl ist, etwas zu verpassen oder nicht dazuzugehören. Es war keine einfache Verkaufsstrategie, sondern ein Experiment, bei dem es weniger um die Mütze selbst ging, sondern um das Bedürfnis, ein Teil der „Mützen-Bewegung" zu sein. Gewinn habe ich damit nicht gemacht, darum ging es mir auch nicht (falls das hier ein Finanzbeamter mitliest), es ging um die Art, wie die Menschen reagieren.

Ein paar Tage später sprach ich mit einigen darüber, was für ein Gefühl sie hatten, als sie sich umentschieden hatten. Als Antwort bekam ich meist eine Mischung aus zwei Gefühlen: Angst, nicht dazuzugehören, was im Kontext von FOMO auch Sinn macht, aber auch das genaue Gegenteil: Vorfreude oder Begeisterung, Teil einer Gruppe zu sein.

Diese Mischung aus Angst und Verlangen ist der emotionale Motor, der unsere Smartphone- und Social-Media-Nutzung antreibt. Was ich mit den Weihnachtsmützen im Kleinen als spontanes Experiment getestet habe, ist im digitalen Zeitalter die Grundlage milliardenschwerer Geschäftsmodelle. Dieses Phänomen ist faszinierend: Die Abwesenheit (keine Mütze) erzeugt Schmerz (FOMO), während die Anwesenheit (eine Mütze besitzen) oder die Aussicht darauf Freude über die Zugehörigkeit auslöst. Es war der Übergang von einem neutralen Zustand zu einem emotional aufgeladenen Bedürfnis, das durch sozialen Druck ausgelöst wurde.

Die Mechanismen, die meine Kommilitonen dazu brachten, plötzlich eine Mütze zu wollen, sind exakt dieselben, die uns dazu bringen, ständig unser Handy zu checken. Social-Media-Plattformen sind Meister darin, ein künstliches Bedürfnis nach Zugehörigkeit zu schaffen. Jede Benachrichtigung, jedes „Gefällt mir", jede Story, die nach 24 Stunden verschwindet, spielt geschickt mit unserer Urangst, etwas zu verpassen.

Die Mütze war der physische Token für den „In-Group"-Status im Hörsaal. In den Apps sind es die digitalen Signale:

1. Die Illusion: Plattformen wie Instagram oder TikTok sind so gestaltet, dass sie uns das Gefühl geben, wir müssten dabei sein, sonst verpassen wir den aktuellen Trend, den Witz des Tages oder die Neuigkeiten aus unserem Freundeskreis. Es ist eine ständige Einladung in den „Club der Mützen-Träger".
2. Die sofortige Bestätigung: Das Gefühl, Teil einer Gruppe zu sein, wird durch Likes und Kommentare sofort befriedigt. Und wenn mal keine Benachrichtigung angekommen ist, heißt das automatisch: *Du bist auf dem neuesten Stand, schau in einer Minute nochmal nach.*

Dass uns das so wichtig ist, macht auch Sinn, wenn man bedenkt, dass wir immer noch dasselbe Gehirn haben, wie unsere Vorfahren aus der Steinzeit. Und damals war die Zugehörigkeit zu einer Gruppe überlebenswichtig und der Ausschluss tödlich.

Mit diesem Verständnis im Hinterkopf begann ich, meine Überlegungen zu den Funktionsweisen der Apps zu vertiefen. Mir wurde klar, dass es bei der Entwicklung dieser Plattformen nicht nur darum geht, Menschen zu verbinden. Es geht darum, eine Umgebung zu schaffen, in der das Gefühl der sozialen Dringlichkeit permanent aufrechterhalten wird.

All diese Mechanismen wirken zusammen und sorgen dafür, dass du fast nicht anders kannst, als weiterhin Teil davon zu sein. Aber zu verstehen, wie wir manipuliert werden, ist der erste Schritt, um selbst zu bestimmen, was man mit seiner Zeit anfangen will.

Geschichten statt Stories

Wieder November 2022

Kurz vor 18 Uhr. Die Sonne hatte sich hinter den Dächern der Stadt zurückgezogen und die Straßen lagen in einem bläulichen Licht. An der Temperatur hatte sich seit meinem Spaziergang am Morgen nichts verändert, nur dass die Luft jetzt diesen Hauch von Herbst hatte, der einem immer das Gefühl gibt, dass man mehr Shirts anziehen sollte, obwohl es noch nicht wirklich kalt ist. Vor dem Kino standen die Menschen in kleineren Gruppen. Manche lachten, andere standen einfach nur nebeneinander und sagten nichts. Der Asphalt der Straße glänzte ein bisschen, wahrscheinlich hatte es vorhin geregnet. Blätter klebten auf den Pflastersteinen des Gehwegs, als hätten sie beschlossen, das Ende des Herbstes mit einem dramatischen letzten Auftritt zu versehen.

Ich stand, zusammen mit ein paar Freunden in der Schlange. Der Eingang war von flackerndem Neonlicht beleuchtet und von drinnen kam mir der Geruch von Popcorn, Plastikbechern mit Cola und dem Staub des Teppichbodens, der schon zu viele Schuhe gesehen hatte, entgegen. Es war dieser typische Kinogestank, ein bisschen nostalgisch und auch ein bisschen unangenehm. Die Frau an der Kasse war mit dem Gesicht zum Display gedreht.

„2D oder 3D?", fragte sie, ohne den Blick vom Bildschirm zu nehmen.

„2D, bitte", sagte ich.

Ich dachte an meinen letzten 3D-Film: das verschwommene Bild, das Gefühl, dass mein Magen nicht wusste, ob er sich nach vorne oder nach hinten drehen sollte, die billige Papierbrille, die hinter den Ohren einschnitt und die Kopfschmerzen, die dann noch eine ganze Stunde anhielten. Was für eine Idee, einen Film dreidimensional zu machen, dachte ich mir damals. Ich war als Kind einer der wenigen, der das für eine schlechte Idee hielt, und wurde damals bei dem Kindergeburtstag sofort überstimmt. Aber damals war es noch neu, jetzt ist es nur noch eine weitere Auswahlmöglichkeit.

Es war ziemlich dunkel im Kino, als wir reinkamen. Die Wände waren mit grobem Stoff bespannt, der alles Licht verschlang. Ich ging die Treppe hoch, ein bisschen unbeholfen, weil sich meine Augen noch an die Dunkelheit gewöhnen mussten. Die Sitze waren bequem, aber man merkte, dass sie schon einiges erlebt hatten. Sie waren ein bisschen abgenutzt und die Armlehnen klebten ein wenig. Obwohl nicht viel Licht im Raum war, blitzten trotzdem überall Handys auf.

Zu Beginn hielten die meisten ihr Handy locker in der Hand, als wollten sie nur ein letztes Mal nachsehen, ob etwas Wichtiges passiert war. Aber als der Film begann, legte fast jeder das Handy beiseite. Der Moment der Erwartung war da, das Licht im Raum wurde dunkler, die Musik setzte ein, und ein leises Flüstern kroch durch die Reihen. Kurz nach dem Vorspann drang ein Lied durch den Saal, aber nicht aus dem Film. Es war dumpf und kam von hinten. Jemand hatte vergessen, den Ton auszuschalten und scrollte durch TikTok. Ich drehte den Kopf. Die blauen Lichter flackerten wieder auf. Fast 80 Prozent der Menschen in meinem Sichtfeld hatten ihr Handy erneut hervorgeholt. Auch meine Freunde glitten langsam vom Film ins Scrollen. Ihre Gesichter waren vom Licht der Displays beleuchtet, nicht von der Leinwand. Die Geräusche des Films glitten in den Hintergrund, die Aufmerksamkeit war woanders.

Ich lehnte mich zurück. Die Szene im Film war laut, voller Bewegung, Explosionen und schneller Schnitte. Eigentlich nichts, worauf man sich stark konzentrieren musste. Trotzdem glitt mein Blick immer wieder zur Seite. An diesem Abend hatte ich mein Handy zu Hause gelassen. Nach meinem Spaziergang durch die Stadt am Morgen hatte ich mich dazu entschlossen, es einfach auszuprobieren. Doch als ich es erzählte, sah mich ein Freund aus unserer Gruppe entsetzt an und sagte: „Wie kannst du das zu Hause lassen? Ich könnte das nicht einmal vergessen. Was ist, wenn dich jemand anruft? Was, wenn etwas passiert?" Dieses „Was ist, wenn …?" trifft einen tiefer, als man zugeben möchte. Es zieht so ein feines, schwer zu lokalisierendes Band durch den Bauch, mit einem unangenehmen Knoten und der Frage: Was verpasse ich gerade?

Ein Smartphone verändert unser Verhalten. Wir reagieren häufiger, wir unterbrechen Geschichten, es entsteht Distanz zu dem, was gerade passiert. So wird aus einer Filmvorführung eine Serie unterbrochener Mikro-Momente, statt eines gemeinsamen, zusammenhängenden Erlebnisses. Als mein Freund mich entsetzt fragte, wie ich mein Handy zu Hause lassen konnte, zeigte sich eine weitere Erkenntnis aus Studien: Viele Menschen empfinden Trennungsangst von ihrem Smartphone. Ähnlich wie leichte Entzugsgefühle.

Wir sind so daran gewöhnt, unser Smartphone bei uns zu haben, dass manche fast panisch werden, wenn sie es nicht sofort in der Hosentasche ertasten können. Nicht abgelenkt sein zu können, ist für viele kaum auszuhalten. Nicht erreichbar zu sein – selbst nur für eine Stunde – fühlt sich wie ein Kontrollverlust an. Dabei war es früher normal, abends nach Hause zu kommen und eine verpasste Nachricht auf dem Anrufbeantworter zu hören. Heute gilt das als rückständig, vielleicht sogar als gefährlich.

Aber was ist am Ende gefährlicher? Zwei Stunden lang nicht zu reagieren, oder gar nicht mehr fähig zu sein, zwei Stunden lang präsent zu bleiben? Ich beobachtete meine Freunde während des Films. Einer saß neben mir, das Handy halb auf dem Schoß, das Display auf die niedrigste Helligkeit gestellt – als würde das irgendeinen Unterschied machen. Als wäre das Licht weniger störend, nur weil es schwächer war. Aber das Aufleuchten war trotzdem da, es hatte die gleiche Wirkung. Und ich merkte: Selbst, wenn ich mein eigenes Handy nicht dabei hatte, war ich trotzdem abgelenkt.

Vielleicht ist das das Tragische daran: Die Reizüberflutung betrifft nicht nur den, der mit dem Handy in der Hand vor sich hin scrollt, sondern auch alle, die im selben Raum sind. Ruhe ist eben kein individuelles Ding, das man einfach für sich selbst herstellen kann. Sie ist etwas Kollektives. Unser Gehirn ist darauf programmiert, abgelenkt zu werden: Bewegungen, Geräusche, Licht. Das war überlebenswichtig. Wenn jemand neben uns leise auf seinem Handy rumtippt, selbst wenn es stummgeschaltet ist, registrieren wir das. Es ist nicht nur der visuelle Eindruck, dass die Aufmerksamkeit von uns weggeht – wir spüren, wie diese Aufmerksamkeit bricht. Und das reicht aus, um uns aus dem Moment zu reißen, selbst wenn wir nicht einmal wissen, was genau wir verpassen.

Die Universität Augsburg bestätigt diesen Effekt, den man den „Brain-Drain-Effekt" nennt, in einer Meta-Studie: Schon die bloße Nähe eines Smartphones senkt die Konzentration und Gedächtnisleistung.[18] Dabei ist es völlig egal, ob das Smartphone angeschaltet ist oder nicht. Wenn man darüber mal nachdenkt, wird einem klar, wie ernst das Thema eigentlich ist. Dass ein angeschaltetes Smartphone ablenkt, ist nichts Neues – aber selbst ausgeschaltet denken wir unterbewusst ständig an die mögliche Ablenkung.

Nach dem Film, draußen vor dem Kino, diskutierten wir über die Handlung – oder versuchten es zumindest. Ein paar konnten sich kaum erinnern. „Das habe ich irgendwie nicht so mitbekommen",

---

[18] Zierer, K., & Team. (2023, September 19). *Brain-Drain-Effekt von Smartphones: Meta-Studie bestätigt reduzierte Aufmerksamkeit und Gedächtnisleistung* (Pressemitteilung 68/23). Universität Augsburg.

sagte einer. „Ich wollte eigentlich noch mal richtig hinschauen, aber dann kam eine Nachricht ... das war halt mittendrin." Er zuckte mit den Schultern. Ich nickte nur.

Ich hätte etwas sagen können – über Aufmerksamkeit, über das Verlernen von Tiefe, über diese neue Normalität. Aber ich wusste, es würde nichts ändern. Und genau da wurde mir klar, was wir eigentlich verlieren: Nicht nur Konzentration, sondern die Fähigkeit, aus Momenten Geschichten zu machen. Denn das braucht Tiefe. Es braucht Zeit, in der nichts anderes passiert. Wenn wir jedoch ständig unterbrochen werden, oder uns selbst unterbrechen, dann bleibt nichts, woran sich das Gehirn festhalten kann. Es speichert keine Geschichten, sondern nur Fragmente. Ein Bild, einen Satz, ein Gefühl – aber keine Verbindung.

Schon kurze Unterbrechungen durch das Smartphone führen dazu, dass Inhalte schlechter abgespeichert werden. Das Gehirn braucht eine gewisse Zeit, um in den Modus tiefer Verarbeitung zu kommen. Wenn dieser Zustand ständig unterbrochen wird, bleibt alles oberflächlich. Man erlebt nicht mehr zusammenhängend, sondern in Einzelteilen. Und genau da liegt der Unterschied zwischen einer Geschichte und einer Story.

Stories sind das, was andere zeigen. Instagram-Stories, TikToks, Snaps – kurze Ausschnitte aus dem Leben, die für uns kuratiert wurden. Sie sind schnell, laut, visuell, aber sie gehören uns nicht. Geschichten dagegen entstehen, wenn wir sie selbst erleben. Wenn wir wirklich da sind. Wenn wir nicht abgelenkt sind. Wenn wir nicht gleichzeitig noch etwas anderes tun.

Und nun stelle ich dir eine einfache Frage: Was hast du gestern gemacht? Es ist normal, sich nicht mehr sofort an sein Frühstück zu erinnern oder an die genaue Uhrzeit, zu der man aufgestanden ist. Aber einfach vor sich hinzuleben, ohne das Leben überhaupt zu registrieren, scheint ebenfalls normal geworden zu sein. Damit wir uns etwas langfristig merken können, muss es eine Bedeutung haben.

Ich war vielleicht neun oder zehn Jahre alt. Es war ein Sommertag und die Nacht über hatte ich kaum geschlafen, weil eine Mücke andauernd um mein Ohr flog und jedes Mal, wenn ich aufstand, wieder spurlos verschwunden war. Ich saß in der Küche und trank ein Glas Wasser. Mir war langweilig. Es gab nichts zu tun. Kein Fernseher (zumindest kam ich nicht auf die Idee, ihn anzuschalten), kein Handy und keine andere Art von Ablenkung. Also zog ich meine Schuhe an, schnappte mir mein Fahrrad und fuhr los. Ich wusste nicht, ob er zu Hause war. Ich klingelte einfach. Ich erinnere mich noch an das Gefühl: dieses kurze Warten vor der Tür, mit Neugier und Ungewissheit. Ich wusste nicht, ob mir überhaupt jemand aufmachen würde. Dann hörte ich Schritte. Die Tür ging auf und Moritz stand da. „Willst du mitkommen?", fragte ich. Er nickte, holte sein Rad, und wir fuhren los. Es gab kein Foto und kein Video von diesem Tag. Nicht einmal eine Nachricht oder einen Kalendereintrag, der jemals Rückschlüsse auf diese Verabredung zulässt. Nur eine Erinnerung – und die ist geblieben. Damals wusste ich nicht, wie besonders dieser Moment für mich heute einmal werden würde.

Im Grunde ist alles, was wir erleben, sofort Vergangenheit. Und die Vergangenheit existiert nicht mehr, außer wir erinnern uns. Wenn wir ständig abgelenkt sind, nehmen wir kaum wahr, was um uns herum geschieht und wir vergessen mehr, als wir uns merken. Soziale Medien sind genau dafür gemacht: nicht nur, um unsere Zeit zu nutzen, sondern um sie uns zu stehlen. Wir beschäftigen uns mehr mit dem Leben anderer als mit uns selbst und vergessen oft, wer wir eigentlich sind und was wir wollen. Sie werden zu einem Ersatz für unser echtes Leben.

Einsam, aber nicht allein

Der Film war gut, aber es war ein komisches Gefühl, da draußen vor dem Kino. Die Gespräche fühlten sich an wie ein Mosaik – ein Stück hier, ein Stück da, aber nie wirklich verbunden. Kaum hatte jemand einen Gedanken geäußert, griff der nächste schon wieder zum Handy. Einer checkte seine Nachrichten (ironischerweise öffnete er den Gruppenchat „Kino heute", von dem alle Mitglieder neben ihm standen), der andere scrollte durch Instagram. So entstanden zahlreiche kleine Pausen, die den gemeinsamen Moment immer wieder zerbrachen.

Ich versuchte mich nicht zu sehr darüber zu ärgern, denn der Griff zum Handy war mehr als eine schlechte Angewohnheit. Während wir versuchten zu reden, war da immer dieses kleine, rechteckige Ding, das unsere Aufmerksamkeit bannte. Schon öfter hatte ich gelegentlich in Gesprächen mitgehört, dass der Konsum ein Problem ist. Aber es schien ein Problem zu sein, das immer nur kurz angesprochen wurde, bevor man dann doch wieder den Kopf senkte und weiterscrollte.

Und ich fragte mich: Wie oft passiert das eigentlich an einem einzigen Tag? Wie oft lassen wir uns von dieser kleinen Technik aus unserer eigenen Welt holen, ohne es zu merken?

Durchschnittlich berühren wir unser Smartphone 2.617 Mal am Tag, und wir entsperren es etwa 80 Mal.[19] Wenn bei jedem Anschalten nur

[19] Naftulin, J. (2016, July 13). Dscout research: People touch cellphones 2,617 times a day. Business Insider

zwei Minuten durch ein kurzes Checken der Nachrichten verloren gehen, sind das schon fast drei Stunden.

Wenn ich ehrlich bin, kann ich den Griff nach dem Handy während eines Gesprächs fast nachvollziehen. Immer wenn ein Gespräch ins Stocken gerät, wandert der Blick automatisch aufs Handy: Es könnte ja etwas Wichtiges sein. Diese ständigen Unterbrechungen, diese Mini-Ablenkungen, sie summieren sich. Und dafür gibt es einen Begriff, den ich bis vorhin selbst noch nicht kannte: „Phubbing". Das ist das unangemessene Benutzen des Smartphones in sozialen Interaktionen. Und dennoch war ich froh, überhaupt mit dieser Gruppe zusammen zu sein. Einen Termin zu finden, war mittlerweile selten geworden. Und wenn, dann fanden die Treffen meistens virtuell statt. Am Anfang war das spannend. „Online-Treffen" waren während der Pandemie die einzige Möglichkeit. Aber dieses Verhalten, dieses ständige Online-Sein, haben wir auch danach noch mitgenommen. Eine Art „Long-Covid-Symptom" der sozialen Interaktion.

Und gleichzeitig wusste ich, dass sich das nicht einfach ändern ließ. Wir steckten alle zu tief drin. Es war kein individuelles Problem, es war ein kollektives Verhalten. Eine neue Normalität, die sich eingeschlichen hatte, wie ein Naturgesetz. Wer nicht ständig erreichbar ist, der verpasst etwas oder wird vergessen.

Weißt du, was mich wirklich verrückt gemacht hat, als ich mein Smartphone zu Hause gelassen habe? Dieses ständige Gefühl, etwas zu verpassen, wenn du nicht sofort auf jede Nachricht antwortest oder jedes Update siehst. Es war FOMO, diese „Fear of Missing Out", als ob dein Leben irgendwie an dir vorbeizieht, nur weil du gerade nicht das allerneueste Video geschaut hast oder auf die letzte Nachricht geantwortet hast. Wir haben keine Angst, etwas zu verpassen, wir haben Angst, nicht dabei zu sein. Doch: Wir verpassen nie etwas, wir erleben nur etwas anderes. Aber das scheinen wir nicht zu realisieren, wenn uns eine Instagram-Story daran erinnert, was wir nicht erlebt haben und es nichts gibt, das uns vor Augen führt, was wir bereits erlebt haben oder noch erleben könnten.

Zwei Tage später

Tom sah sich um. Drei seiner Freunde scrollten am Handy, einer lachte über ein Video, das er gerade gesehen hatte. Wieder ein anderer war auf dem Weg zur Küche, das Handy in der Hand, den Blick darauf gerichtet, als wäre es ein Kompass. Die Musik im Hintergrund war plötzlich das Lauteste im Raum.

„Ey, ich hab was erlebt, das muss ich euch erzählen", sagte Tom.

Zwei Blicke hoben sich. Einer sagte: „Warte kurz, ich schick noch schnell was."

Der andere: „Mach gleich, ich bin noch bei Insta."

Tom wartete. Nicht lange, aber lange genug, dass der Moment kippte. Als er dann sprach, war es zu spät. Die Aufmerksamkeit war woanders. Die Geschichte kam nicht an. Sie war gut, aber sie ging unter. Wie ein Ball, der geworfen wird, aber niemand fängt ihn auf.

Später erzählte er mir davon: „Ich hatte das Gefühl, ich rede in einen Raum, der nicht zuhört."

Und ich wusste genau, was er meinte. Es war nicht laut oder feindlich. Es war einfach leer. Wie ein Echo, das nicht zurückkommt.

Was Tom nicht wusste: Es gibt einen Begriff für dieses Phänomen. In der Psychologie nennt man es „geteilte Aufmerksamkeit". In einem Experiment wurden zwei Gruppen gebeten, sich zu unterhalten: die erste mit Handys auf dem Tisch, die zweite ohne. Die Gespräche der ersten Gruppe waren kürzer, oberflächlicher und weniger emotional. Die zweite Gruppe sprach länger, lachte mehr und stellte tiefere Fragen.[20]

Der Unterschied war nicht die Gesprächsführung, es war die Umgebung. Das Handy auf dem Tisch – selbst wenn es nicht benutzt wird – verändert die Art, wie wir denken. Unser Gehirn rechnet mit Unterbrechung und bleibt deshalb vorsichtig.

Tom sagte: „Ich habe mich gefragt, ob ich einfach langweilig war." Aber das war nicht der Punkt. Die Frage war nicht, ob er interessant genug war. Die Frage war, ob jemand bereit war, sich auf ihn einzulassen. Und das ist eine andere Art von Einsamkeit – die, in der man nicht allein ist, aber trotzdem nicht gehört wird.

Tom blieb an dem Abend noch eine Weile. Er hörte zu, lachte mit, zeigte irgendwann selbst ein Video. Und jetzt, wo ich daran zurückdenke, erscheint mir das fast wie ein grausames Paradoxon: Früher waren wir vielleicht mal allein, aber nicht einsam. Jetzt sind wir einsam, aber nie allein.

---

[20] Przybylski, A. K., & Weinstein, N. (2013). Can you connect with me now? How the presence of mobile communication technology influences face-to-face conversation quality. *Journal of Social and Personal Relationships, 30*(3), 237–246.

Digitalisierte Freundschaften

Wenn du in einer Welt ohne Social Media leben könntest – würdest du?

Während der letzten Monate ist mir etwas Interessantes aufgefallen: Welche Social-Media-Plattform wir nutzen, hängt stark von unserem sozialen Umfeld ab. Während die jüngere Generation eher Snapchat oder Instagram nutzt, ist der Großteil der älteren auf Facebook unterwegs. Aber warum ist das so?

Das erste Mal, als ich mit Snapchat in Berührung kam, war, als mich ein Schulfreund gefragt hat, ob er mir eine Anfrage senden kann. Ich hatte zuvor noch nichts von Snapchat gehört und kannte die Plattform gar nicht. Nach einer fünfminütigen Erklärung habe ich mich schließlich dazu überreden lassen, die App herunterzuladen. „Was soll schon Schlimmes passieren, sie ist ja kostenlos", dachte ich mir.

Nach ein paar Monaten begannen schon die meisten aus meiner Klasse nur noch über Snapchat mit mir zu kommunizieren. Ich mochte die App nie. Das Konzept, Bilder von seinem Gesicht mit Text zu verschicken, kam mir merkwürdig vor. Aber es gab irgendwie keine andere Wahl. Wer kein Snapchat hatte, war außen vor und hat nicht mitbekommen, was bei den anderen passiert, worüber man spricht oder was geplant war. Man wurde ausgeschlossen – nicht aktiv, aber effektiv.

Je nachdem, was unser Umfeld nutzt oder auf welcher Plattform wir unsere Interessen am besten wiederfinden, wählen wir verschiedene Social-Media-Plattformen aus. Was bedeutet das jetzt konkret? Ich hatte nie Facebook und musste mir deswegen nie Gedanken über meinen Konsum auf dieser Plattform machen. Denn auch wenn es die Apps sind, die uns mit Tricks manipulieren und mit Taktiken möglichst lange darauf halten, ist es doch die soziale Verbindung, die uns dazu bringt, dass wir nicht davon loszukommen. In einer Welt ohne Social Media hat niemand Social Media. Was klingt wie „Der Himmel ist blau", ist eine Erkenntnis, die erklärt, warum wir uns nicht einfach von den Plattformen trennen. Nachdem wir doch so viel über die negativen Konsequenzen wissen, warum hören wir nicht einfach auf? Warum löschen wir nicht einfach unsere Accounts und lassen uns nicht mehr manipulieren? Wenn ich die rote Benachrichtigung nicht sehe, kann sie schlussendlich nichts in meinem Gehirn auslösen. Aber genau da liegt das Problem: Wir haben Angst, diese Apps zu löschen oder sie nicht mehr zu benutzen. Und so klammern wir uns an jeden noch so positiven Aspekt, um unsere Nutzung zu rechtfertigen.

Aus demselben Grund haben Menschen früher, als es keine Smartphones gab, stundenlang SMS geschrieben. Heutzutage macht das keiner mehr, deswegen wird auch kaum jemand davon abhängig. Ein Raucher braucht im Schnitt drei bis zehn Tage, um die körperliche Abhängigkeit zu besiegen.[21] Das Nikotin hat dann nur noch einen geringen Einfluss auf sein Suchtverhalten. Das bedeutet, man müsste es nur schaffen, ein paar Tage lang nicht zu rauchen, und hätte seine Sucht besiegt. Warum ist das aber nicht so? Weil das, was uns an einer Gewohnheit hält, der Komfort, die Verbindung zu anderen Menschen und die Emotionen, die wir verspüren oder überdecken wollen, sind.

Kommuniziert jeder miteinander auf Instagram, dann schreibst du auch auf Instagram. Benutzt jeder TikTok, dann tust du das auch. Wir haben unser gesamtes Leben digitalisiert, sowohl unsere sozialen

---

[21] Lungeninformationsdienst. (2017). *Ausgangssituation: Rauchfrei – warum ist es so schwer aufzuhören?* Helmholtz Zentrum München – Deutsches Forschungszentrum für Gesundheit und Umwelt.

Kontakte als auch unsere Hobbys. Sherry Turkle, eine der führenden Stimmen auf diesem Gebiet, sagte treffend: „Wir sind verloren unter 100 Freunden."[22] Und wenn wir das nicht ändern, haben wir keine Möglichkeit, uns von diesen Plattformen und Geräten zu lösen. Es ist wie ein Gummiband, das du langsam von seinem anderen Ende wegziehst – irgendwann wird es zurückfliegen.

Was kann man jetzt also dagegen tun? Irgendwann Anfang 2023 habe ich meine Social-Media-Accounts gelöscht. Und auch wenn es eine Entscheidung innerhalb weniger Minuten war, hat der Prozess ein paar Wochen gedauert. Diese Vielzahl an Apps auf meinem Smartphone hat mich durcheinander gebracht. Ich öffnete WhatsApp, dann Instagram, las Nachrichten, schaute Posts an, und nachdem ich alles gesehen hatte, öffnete ich wieder WhatsApp. Jedes Mal in der Erwartung auf eine neue Nachricht, obwohl ich schon wusste, dass da nichts sein würde, weil ich doch vorhin schon nachgeschaut hatte.

Und als ich mich dann endlich überwunden hatte, hat sich nicht viel verändert. Da war immer noch nichts, nur jetzt hatte ich keine Möglichkeit, das nachzuschauen. Meine Kommunikation verschob sich. Sie fiel nicht weg. Sie verschob sich auf SMS und Telefonate. Auf Gespräche und echte Treffen. Und genau hier passiert etwas Interessantes. Kommunikation verschwindet nicht einfach. Sie wechselt nur den Kanal. Wenn du nicht mehr ständig schreibst, fängst du an mehr zu telefonieren. Oder du triffst dich. Oder du lässt Gespräche einfach liegen, bis sie wirklich Sinn machen. Das fühlt sich am Anfang falsch an, fast wie ein Rückzug. In Wahrheit ist es nur eine Verschiebung.

Nachrichten erzeugen Nachrichten. Je mehr du schreibst, desto mehr bekommst du zurück. Das ist ein Kreislauf. Hörst du auf, ihn zu

---

[22] Turkle, S. (2012). *Verloren unter 100 Freunden: Wie wir in der digitalen Welt seelisch verkümmern* (J. Stefanidis, Trans.). München: Riemann Verlag.

füttern, wird er langsamer. Du bekommst weniger. Und ja, das kann sich erst mal leer anfühlen. Aber das ist kein Problem, das ist der Punkt. Wir haben gelernt, Verfügbarkeit mit Nähe zu verwechseln. Immer erreichbar zu sein, bedeutet aber nicht, verbunden zu sein. Oft bedeutet es nur, abgelenkt zu sein.

Meine Kommunikation wurde weniger, aber sie wurde klarer. Kein ständiges Nachschauen mehr. Kein reflexartiges Öffnen von Apps. Kein Warten auf etwas, das ohnehin nicht kommt. Stattdessen einzelne Gespräche, die Gewicht hatten. Und das ist aber kein Verlust. Erst fehlt etwas, dann merkt man, dass genau dieses Fehlen Platz schafft.

Dein Warum

Wenn man eine Gewohnheit ablegen möchte, sind zwei Dinge wichtig:

1. Mach es attraktiv.
2. Mach es einfach.

Wir sprechen jetzt über Ersteres. Um etwas attraktiv zu machen, braucht man Motivation, und es gibt zwei verschiedene Arten von Motivation:

1. Extrinsische Motivation: Das ist die Motivation durch Äußeres, durch Anerkennung oder sichtbare Fortschritte.
2. Intrinsische Motivation: Das ist die Motivation durch Inneres, durch Freude an der Sache selbst.

In der Psychologie streitet man sich darüber, welche Art von Motivation die beste ist. Also warum nicht einfach beide haben? Deshalb möchte ich direkt zu Beginn dieses Kapitels, dass du dir eine Frage beantwortest: Warum hast du dieses Buch gekauft?

Du möchtest wahrscheinlich weniger Zeit an deinem Smartphone verbringen und ein selbstbestimmteres Leben führen. Du möchtest präsenter sein und den wichtigen Dingen mehr Aufmerksamkeit schenken. Dir geht es um deine Gesundheit, deinen Schlaf, deine sozialen Kontakte. Das alles ist intrinsisch – der Wunsch nach Selbstbestimmung. Aber was ist der andere Grund?

Es geht auch um äußere Faktoren, die dich antreiben und zeigen, dass Motivation nicht nur aus dir selbst kommt. Erfolg, Anerkennung und Respekt anderer sind ebenso wichtig, weil sie dir Rückhalt geben und deine Leistungen sichtbar machen. Die ständige Beschäftigung mit Social Media und das endlose Scrollen nehmen dir mehr, als du denkst. Sie rauben dir nicht nur Zeit, sie rauben dir den nötigen Fokus dafür.

Überleg mal: Wie viel Potenzial liegt in dir, das du nur dann wirklich nutzen kannst, wenn du den Raum dafür schaffst? Wie viele Projekte, Ideen oder Ziele hast du schon aufgeschoben, nur weil du wieder in der endlosen Flut von Benachrichtigungen und Posts untergegangen bist? Vielleicht hast du das Gefühl, dass du etwas „verpasst", wenn du nicht ständig am Puls der digitalen Welt bleibst. Aber genau das ist der Punkt: Du verpasst die Chance, dein eigenes Leben zu gestalten.

Es geht also nicht nur darum, weniger Zeit am Smartphone zu verbringen. Es geht darum, deine Energie und deine Aufmerksamkeit auf das zu lenken, was dir wirklich weiterhilft. Auf das, was deinem Leben echten Mehrwert bringt. Ob das nun eine neue Fähigkeit ist, ein kreatives Projekt, das du endlich umsetzen möchtest, oder Zeit, um sie mit den Menschen zu verbringen, die dir wichtig sind. All das bleibt auf der Strecke, wenn du dich ständig von Social Media vereinnahmen lässt.

Der ständige Konsum nimmt dir deine Motivation, größer zu denken. Du lenkst dich ab von den Dingen, mit denen du in deinem Leben unzufrieden bist. Am Ende geht es nicht nur um die verschwendeten Stunden oder den Dopaminspiegel, sondern vielmehr um dein verlorenes Leben und die Ziele, auf die du niemals hinarbeitest, weil du keine Kraft und Motivation dazu hast. Also frag dich: Warum willst du wirklich aufhören zu scrollen? Was ist der Grund, der dir dabei hilft, diese Ablenkung hinter dir zu lassen? Dein Warum muss stark genug sein, um dich aus der ständigen Versuchung der digitalen Welt herauszuziehen. Denn Emotionen basieren auf Relevanz. Wenn dein Warum dir wichtig ist, fällt es dir leichter, das Handy liegen zu lassen. Nur dann kannst du wirklich erkennen, welche Möglichkeiten du hast und was du alles erreichen kannst, wenn du deine Zeit mit Absicht und Fokus nutzt. Im Endeffekt geht es nicht nur darum, Zeit zu sparen. Es geht darum, deine Lebensqualität zu steigern, dein volles Potenzial auszuschöpfen und wirklich zu leben.

Besonders deutlich wurde mir die Relevanz des Warums, als ich Mitte des Jahres mit Stan sprach. Stan ist 39 Jahre alt, lebt in Illinois in den USA, ist Vater von zwei Kindern und hat sich vor ein paar Monaten im Logistikbereich selbstständig gemacht. Das war seit Monaten sein Traum und einer der Gründe, warum er sich mit dem Thema Social-Media-Sucht auseinandergesetzt hat. Er hat gemerkt, dass sein Smartphone ihm den nötigen Fokus genommen hat, den er gebraucht hat. Er sprach viel von seinen Kindern, in welcher Welt sie aufwachsen und welche Angst er vor der Zukunft hat. Wir sprachen über die Momente, die verloren gingen, wenn er sich in seinem Konsum verlor. Von dem Fußballspiel seines Sohnes, das er nur halb mitbekam, weil er währenddessen andauernd zu seinem Smartphone blickte oder das morgendliche Frühstück mit der Familie, bei dem er nebenbei ein paar Nachrichten beantwortete.

In unserem Video-Telefonat nahm er sein Smartphone in die Hand und löschte vor der Kamera seinen Snapchat-Account. Dabei zitterten seine Hände und er fing an zu schwitzen. Stan wirkte in diesem Moment wie jemand, der nicht nur eine App löscht, sondern einen Teil seiner Identität. Seine Finger zitterten, doch der Grund war nicht nur Nervosität, sondern auch eine Art Angst. Man konnte förmlich sehen, wie sehr diese Plattform in seinen Alltag eingesickert war. Er erzählte mir, dass Snapchat für ihn längst nicht mehr nur ein Ort war, um Fotos zu teilen. Es war ein Ritual geworden: morgens der erste Blick auf die Flammen, abends das letzte Scrollen durch die

Stories seiner Freunde. Stan sprach von den Momenten, in denen er sich selbst dabei ertappte, wie er nicht mehr bewusst lebte, sondern nur noch reagierte. Jede Benachrichtigung zog ihn aus dem Hier und Jetzt. Gespräche mit seiner Frau, das Spielen mit seinen Kindern – alles wurde unterbrochen von diesem ständigen Summen und Blinken. Als er den Account löschte, war die Angst spürbar. Was, wenn er etwas verpasste? Was, wenn er plötzlich unsichtbar wurde in der digitalen Welt? Diese Fragen nagten an ihm, während der Schweiß auf seiner Stirn glänzte.

Ich dachte dabei an die vielen Menschen, die ähnliche Kämpfe führen. Wir leben in einer Zeit, in der Aufmerksamkeit zur wertvollsten Ressource geworden ist und zugleich zur am meisten ausgebeuteten. Die Plattformen sind so gebaut, dass sie uns nicht loslassen. Sie sind wie Casinos ohne Türen, entworfen, um uns immer wieder zurückzuziehen.

Stan war einer der wenigen, die den Mut hatten, einen Schnitt zu machen. Aber er wusste, dass der eigentliche Kampf erst begann. Denn das Löschen einer App bedeutet nicht automatisch, dass die Sehnsucht nach Ablenkung verschwindet. Sie sucht sich neue Wege, neue Kanäle.

„Vielleicht", sagte er am Ende unseres Gesprächs, „ist das nur der erste Schritt. Aber wenn ich nicht anfange, verliere ich mich ganz."

Und genau darin lag die Wahrheit: Aufmerksamkeit zurückzuerobern ist kein einmaliger Akt. Es ist ein Prozess und ein täglicher Widerstand gegen Systeme, die uns zerstreuen wollen. Stan hatte den ersten Stein ins Rollen gebracht. Der Rest würde von seiner Fähigkeit abhängen, die Leere nicht mit neuen Ablenkungen zu füllen, sondern mit echter Präsenz.

Disziplin allein reicht nicht aus

Bevor wir zu den praktischen Tipps kommen, möchte ich einmal erklären, warum Disziplin allein nicht ausreicht. Dir ist bestimmt schon aufgefallen, dass du nicht einfach sagen kannst: „Ich gehe ab heute nicht mehr an mein Smartphone, während ich arbeite."

Meistens, weil du gar nicht bemerkst, wie du dein Smartphone überhaupt in die Hand nimmst. Aber auch aus einem weiteren Grund: Die Art von Disziplin, die du nutzt, um dem Drang zum Scrollen zu widerstehen, ist Willenskraft. Und Willenskraft ist endlich. Studien zeigen, dass Willenskraft sich verbraucht.[23] Und dass Menschen, die sich den ganzen Tag bemüht haben, Versuchungen zu widerstehen, abends eher nachgeben. Besonders dann, wenn sie gerade erst angefangen haben und der „Muskel" noch nicht trainiert ist.

In einer Studie testete man, wie schnell Personen, die vorher mit ihrer Willenskraft auf etwas verzichten mussten (zum Beispiel ein Stück Schokolade), aufgaben, wenn sie ein unlösbares Puzzle lösen sollten. Im Gegensatz zu der Gruppe, die vorher nicht auf Schokolade verzichten musste, gaben sie deutlich schneller auf.

Die Schlussfolgerung: Willenskraft verbraucht sich, bis sie sich irgendwann wieder erholt. Das bedeutet auch, dass Disziplin für den

---

[23] Baumeister, R. F., Bratslavsky, E., Muraven, M., & Tice, D. M. (1998). Ego depletion: Is the active self a limited resource? *Journal of Personality and Social Psychology, 74*(5), 1252–1265

Anfang gut funktioniert, man aber später eine nachhaltigere Lösung finden muss.

Ähnlich wie beim Sport: Du disziplinierst dich zum Sport und irgendwann fängt es an, Spaß zu machen, weil du Fortschritte siehst. Denselben Effekt wollen wir auch erreichen.

Digital Detox als Lifestyle

Man lebt nur einmal. Aber vermutlich lange genug, um die Konsequenzen seines Handelns zu erleben.

Okay, jetzt haben wir viel darüber erfahren, warum wir süchtig werden. Wir haben darüber gesprochen, mit welchen Tricks Unternehmen arbeiten, wie sich unser soziales Leben verändert hat und wie unsere Zukunft aussehen könnte. Aber was kann man jetzt praktisch dagegen tun? All seine Geräte wegzuschmeißen und in den Wald zu ziehen, klingt vielleicht verlockend, ist aber für die meisten ziemlich unrealistisch. In einer Gesellschaft, in der alles digital wird – vom Geld über den Arbeitsplatz bis hin zum alltäglichen Leben und dem Einkauf im Supermarkt – kann man sich ohne ein eigenes Haus im Wald oder eine Farm mit Kühen und Ziegen unmöglich ausklinken.

Und trotzdem: So wie es jetzt ist, kann es nicht bleiben.

Was wir brauchen, ist kein temporärer Verzicht, sondern eine dauerhafte Entscheidung. Ein Digital Detox als Lifestyle bedeutet nicht, dass man Technik ablehnt. Es bedeutet, dass man sich entscheidet, sie nicht mehr unbewusst zu konsumieren. Dass man sich fragt, was wirklich notwendig ist und was nur Lärm ist. Es ist die Kunst, digitale Werkzeuge wieder als Werkzeuge zu sehen, nicht als Spielzeuge oder als Ersatz für Nähe. Denn auch in einem Werkzeugkoffer hat man nur begrenzt Platz und sollte ausmisten, was man nicht braucht, bevor man aus Versehen die falschen Werkzeuge in die Hand nimmt.

Aber bevor wir tiefer einsteigen, lass uns klären, was dieser Begriff eigentlich bedeutet. Ein Digital Detox ist eine Phase, meist einige Tage bis Wochen, in der man auf digitale Medien verzichtet. Kein Social Media, keine Streamingdienste, kein endloses Scrollen. Die Idee dahinter: Das Gehirn soll sich erholen. Die Dopaminrezeptoren, überstimuliert durch Likes, Reels und Benachrichtigungen, sollen sich neu kalibrieren. Man will wieder spüren, was echte Freude ist – nicht die synthetische, flüchtige Version, die durch Algorithmen erzeugt wird.

Ich möchte, dass du diese Definition vergisst. Streich sie aus deinem Kopf.

Warum? Diese Detox-Phasen sind oft wie Diäten. Sie beginnen mit Enthusiasmus. Sie enden mit Rückfällen. Denn am achten Tag, wenn die Challenge vorbei ist, beginnt alles von vorn. Und schlimmer noch: Man glaubt, man habe versagt. Dabei war das System nie dafür gemacht, dauerhaft zu funktionieren.

Was wir brauchen, ist keine Phase. Wir brauchen eine neue Normalität.

Ich erinnere mich an ein Gespräch mit einem Freund, der mir sagte: „Ich will weniger am Handy sein, aber ich brauche es doch für alles."

Und ich fragte ihn: „Brauchst du es wirklich für alles – oder hast du einfach aufgehört, Alternativen zu suchen?"

Als Steve Jobs 1997, elf Jahre nachdem er Apple verlassen musste, zurückkehrte und auf der WWDC eine Frage beantwortete, sagte er einen Satz, der mein Verständnis von Fokus völlig verändert hat: „Focus is about saying no."[24] Und auch wenn er damals, in seinem schwarzen Rollkragenpullover, vom Fokus auf eine Richtung in der

---

[24] Apple. (1997, June 6). Steve Jobs at WWDC 1997 – Q&A session [Video]. YouTube.

Entwicklung von Produkten sprach, lässt sich das auch auf uns und unseren Konsum übertragen: digitaler Minimalismus.

Dabei geht man bewusst alle eigenen digitalen Geräte durch und stellt sich eine einfache, aber tiefgreifende Frage: **Was davon brauche ich wirklich?**

Alles, was unnötig erscheint, wird verkauft, verschenkt oder endgültig aussortiert. Man schreibt sich die Vor- und Nachteile auf und überlegt, was davon überwiegt. Das Wichtigste hier ist Ehrlichkeit. Man muss verstehen, dass, auch wenn etwas Vorteile hat, die Nachteile manchmal überwiegen. Platz dafür hast du am Ende des Buches.

Ein Beispiel: Der zweite Monitor auf deinem Schreibtisch, auf dem Spotify geöffnet ist. Brauchst du ihn wirklich? Oder raubt er dir den Fokus, weil du von zwei Lichtquellen bestrahlt wirst und im Augenwinkel ständig neue Nachrichten aufblitzen? Oder deine Smartwatch, die dich unterbricht, selbst wenn dein Smartphone gar nicht in der Nähe ist. Klar, sie misst deinen Puls und das wirkt irgendwie fortschrittlich. Aber dein Puls schlägt auch, wenn du die Uhr abnimmst. Was ist mit deinem Smartphone? Wie nutzt du es produktiv und überwiegen die Vorteile auch wirklich die Nachteile?

Der gleiche Gedanke gilt für Apps und Programme: Nutzt du deine Social-Media-Apps beruflich? Wenn ja, hast du mal über ein Arbeitshandy nachgedacht, damit du dir wenigstens nach Feierabend die Möglichkeit der Ablenkung nimmst oder darüber, die Apps am Computer zu nutzen, damit sie an einen festen Ort gebunden sind?

Wenn nein, welche Apps bringen dir den meisten Mehrwert? Bei dem Rest gilt: Lösch nicht nur die Apps, sondern deine Accounts gleich mit. Das ist eine symbolische Entscheidung. Eine Entscheidung für dein zukünftiges Ich, das in einem schwachen Moment vielleicht versucht, die Apps erneut zu installieren.

Nun, ich glaube, an dieser Stelle wird es wieder Zeit für ein Experiment.

Dafür brauchst du ein kleines Notizbuch oder einen Zettel, irgendetwas, was in deine Hosentasche passt. Ich möchte, dass du alle deine technischen Geräte für einen einzigen Tag in eine Schublade legst und versuchst den ganzen Tag ohne sie auszukommen. Setze alles auf null. Solltest du dein Smartphone zum Beispiel doch für die Arbeit oder Sonstiges brauchen, dann setze es auf Werkseinstellungen zurück und installiere die Apps, die du unbedingt brauchst – und erst, wenn du sie brauchst. Aber einen einzigen Tag ohne sollte jeder schaffen. Jetzt wirst du in den nächsten 24 Stunden immer wieder merken, wann dir dein Smartphone, eine bestimmte App oder dein Computer fehlt. Schreib diese Momente zusammen mit den Apps/ Geräten in dem Buch auf. Probiere für jede davon eine analoge Alternative aus und schau, wie groß der Vor- oder Nachteil davon ist.

Hier drei Beispiele:

Notizen-App → Notizbuch
Navigation → Orientierungssinn (Ja, so etwas haben wir Menschen tatsächlich noch.)
Mobiles Bezahlen → Karte oder Bargeld

Für ein paar Apps und Geräte wirst du keine analoge Alternative finden. Das ist in Ordnung, nutze diese ganz normal weiter.

Aber am Ende weißt du, was von den Dingen, die du täglich nutzt, wirklich notwendig ist und was nur Ablenkung. Und vor allem wirst du merken, für wie viel unnötige Dinge du dein Smartphone genutzt hast. Weil dich zum Beispiel brennend interessiert hat, an welcher Stelle ihres Halses eine Giraffe einen Schal tragen würde oder wie hoch die aktuelle Luftfeuchtigkeit ist.

Der Satz „Die könnte ich später noch brauchen" ist meist eine Ausrede, weil man Angst vor dem Löschen der Apps hat. Aber willst du wirklich das Aufleben einer Sucht riskieren, nur für ein besseres Gefühl im Moment? Mach es dir zur Herausforderung, mit so wenigen Apps und Geräten wie möglich auszukommen.

Setz dir vorher ein Limit, wie etwa: „Ich behalte maximal drei Accounts/Apps und zwei Geräte."

Als Ausdruck von Freiheit, nicht als Akt des Verzichts. Natürlich klingt das radikal. Und das Internet ist nicht nur schlecht. Es bietet zahllose Möglichkeiten, sich weiterzubilden oder neue Menschen kennenzulernen. Videoplattformen wie YouTube sind voll von Podcasts und Vorträgen, die ein Thema oft besser erklären als der Professor an der eigenen Universität. Und auch für Unternehmen bieten sie zahlreiche Möglichkeiten zu wachsen.

Aber früher war das Internet ein Ort, heute tragen wir es dauerhaft in unserer Tasche und können nicht mehr davon weggehen. Damals ein Computer in einem Raum, heute ein Smartphone und bald vielleicht sogar eine Brille oder ein Chip im Gehirn. Irgendwo muss man für sich selbst den Schlussstrich ziehen. Es ist extrem und der Mittelweg ist bequemer. Aber aus Bequemlichkeit entsteht keine Veränderung. Wenn du wirklich etwas verändern willst, dann musst du dich bewegen. Nicht nur ein bisschen, sondern so, dass es weh tut. So, dass du dich fragst, ob du übertreibst.

Nur der erste Schritt auf einem langen Weg

Ich dachte, wenn ich die Apps lösche, wird es leichter. Ich dachte, ich würde mich freier fühlen. Ich hatte diese Vorstellung, dass ich morgens aufwache, mein Handy nicht mehr auf dem Schreibtisch liegt, ich stattdessen ein Buch aufschlage, vielleicht sogar meditiere – so, wie es in Detox-Videos immer aussieht. Ich dachte, ich würde mich sofort besser fühlen, aber das passierte nicht.

Was passierte, war: Ich saß da und wusste nicht, was ich mit mir anfangen soll. Ich hatte plötzlich Zeit, aber keine Idee, wie ich sie füllen soll. Ich hatte Ruhe, aber sie fühlte sich nicht wie Frieden an, sondern wie Leere. Ich war unruhig, obwohl (oder vielleicht gerade weil) nichts passierte. Das war der Moment, in dem ich zum ersten Mal verstanden habe, dass Veränderung nicht mit einem Klick beginnt, sondern mit dem, was danach kommt.

Später bin ich auf ein Modell gestoßen, das diesen Prozess ziemlich genau beschreibt: den Emotional Cycle of Change.[25] Es erklärt, warum Veränderung sich zuerst falsch anfühlt. Es gibt verschiedene Phasen, und wenn man sie kennt, versteht man, warum so viele Menschen abbrechen, obwohl sie eigentlich schon auf dem richtigen Weg sind.

Die erste Phase ist die Euphorie. Du hast eine Idee, du bist motiviert, du willst etwas ändern. Du siehst die Vorteile und du spürst

---

[25] Jimo AI. (2023, March 15). *Why you should know the emotional stages of change.* Jimo Blog.

den Schwung. Du denkst: „Jetzt wird alles anders." Und für einen Moment fühlt es sich auch so an. Du räumst dein Handy auf, installierst Apps, die dir helfen sollen, weniger Apps zu benutzen (was sich, wenn man es so betrachtet, ziemlich irrsinnig anhört), du kaufst dir ein Notizbuch und du planst deine neue Morgenroutine. Alles fühlt sich frisch an, wie ein Neuanfang.

Dann kommt die zweite Phase: die Ernüchterung. Du merkst, dass es schwer ist und dass du nicht einfach ein neues Leben startest, nur weil du ein paar Icons gelöscht hast. Du merkst, wie tief alte Muster sitzen. Du greifst automatisch zum Handy, obwohl da nichts mehr ist. Du entsperrst es, tippst „I" in die Suchleiste ein, und dein Körper erwartet, dass sich Instagram öffnet. Aber da ist nichts. Und du fühlst dich verloren. Nicht wirklich, weil du etwas vermisst, sondern weil du nicht weißt, was du stattdessen tun sollst.

Die dritte Phase ist die gefährlichste: das Tal. Der Punkt, an dem du denkst, dass du einen Fehler gemacht, übertrieben und dich isoliert hast. Du fühlst dich nicht mehr verbunden mit dem, was andere tun. Du weißt nicht, worüber sie reden. Du bist raus. Jetzt beginnst du zu zweifeln, ob das wirklich der richtige Weg ist. Viele geben hier auf. Nicht, weil sie schwach sind, sondern weil sie glauben, dass diese Leere bleibt und dass das ihr neues Leben ist. Aber das stimmt nicht. Und diese Realisation ist die vierte Phase.

Wenn du durchhältst und nicht zurückgehst, sondern einfach bleibst, auch wenn es sich sinnlos anfühlt, dann verändert sich etwas. Nicht plötzlich oder dramatisch, aber spürbar.

Und dann kommt die fünfte Phase, der Erfolg: Du wachst auf und denkst nicht mehr sofort an dein Handy. Du sitzt im Bus und schaust aus dem Fenster, ohne dass es sich wie eine Zeitverschwendung anfühlt. Du hast wieder Gedanken, die nicht aus einem Feed stammen und du beginnst, dich zu erinnern, wie es war, bevor du dich andauernd ablenken lassen hast. Irgendwann wird das, was am Anfang wie Verzicht wirkte, zu etwas anderem: zu einer neuen Normalität. Du musst dich nicht mehr zwingen oder dich daran erinnern, warum du das machst.

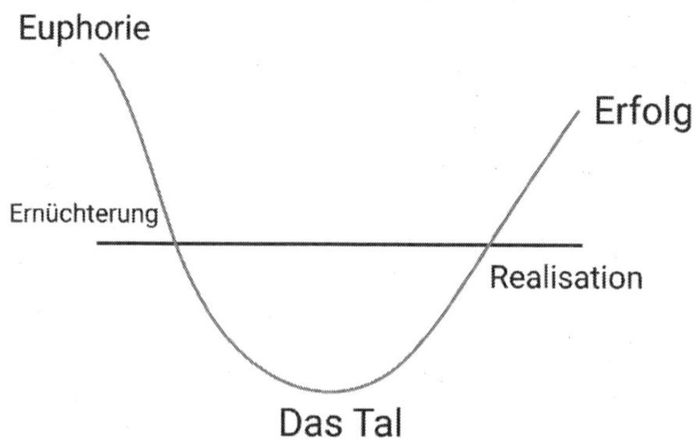

Der Rückfall

Doch es wird diesen Moment geben, an dem du rückfällig wirst. Ein kurzer Blick aufs Handy, ein Reflex, der sich einschleicht und ein Gedanke, der sagt: „Nur kurz." Und plötzlich ist man wieder drin. Wieder im Strom, wieder in der Schleife aus Reizen, Ablenkung, Zerstreuung. Rückschläge passieren nicht plötzlich, sie kommen langsam. Man merkt sie oft erst, wenn man schon mittendrin ist. Wenn so etwas passiert, ist es wichtig, sich diesen Gedanken zu merken. Merk dir den Gedanken, der dafür gesorgt hat, dass du wieder einen Rückfall hast, weil der Gedanke eine Ausrede war – ein Grund, der in diesem Moment als gerechtfertigt wirkte. Schreib ihn dir auf und jedes Mal, wenn dieser Gedanke kommt, denk daran, dass es nicht dein Gedanke ist, sondern dein altes Ich, das in alte Muster zurückfällt.

Viele Menschen, die versuchen, sich von schlechten Gewohnheiten zu lösen, denken in Tagen. Sie zählen, wie lange sie durchgehalten haben. Sie feiern die erste Woche, den ersten Monat, das erste Jahr. Und wenn sie dann einen Rückfall erleben und doch wieder scrollen, klicken und konsumieren, fühlt es sich an, als wäre alles verloren. Als müsste man wieder ganz von vorne anfangen. So, als hätte man versagt.

Aber so funktioniert Veränderung nicht. Wer in „Streaks" denkt, denkt zu kurz. Ein digitaler Detox als Lebensstil ist kein Projekt, das man abschließt. Es ist eine Richtung, die man einschlägt. Und manchmal geht man langsamer, manchmal bleibt man stehen und manchmal verliert man die Orientierung.

Stell dir vor, du möchtest abnehmen und achtest auf deine Ernährung. Seit einem Monat hast du dich an deinen Plan gehalten und bist stolz darauf. Am Abend des nächsten Tages wirst du schwach, die Versuchung ist zu groß. Deinen „Streak" hast du verloren, aber der Fortschritt bleibt. Die paar Kilo, die du verloren hast, bekommst du nicht einfach so wieder zurück, weil du einmal etwas Ungesundes gegessen hast. Ein Rückschlag ist hier kein Ende. Er ist nur eine Erinnerung, wieder anzufangen.

Die Idee, dass jeder Rückschlag ein Scheitern ist, ist schlichtweg falsch. In Wahrheit ist er ein Teil der Bewegung. Ein Zeichen dafür, dass man noch unterwegs ist. Es hilft, sich klarzumachen, dass man nicht gegen die Zeit arbeitet. Es gibt keinen Countdown, an dem man zu spät dran ist. Wer sich entscheidet, wieder richtig zu leben, hat nicht sieben Tage, um es zu beweisen. Er hat sein ganzes Leben, um es zu gestalten. Das Einzige, was dabei zählt, ist, dass man nie ganz aufhört.

Dabei durchleben wir den „Emotional Cycle of Change" immer wieder. Unser Leben sieht auf einer Zeichnung so aus:

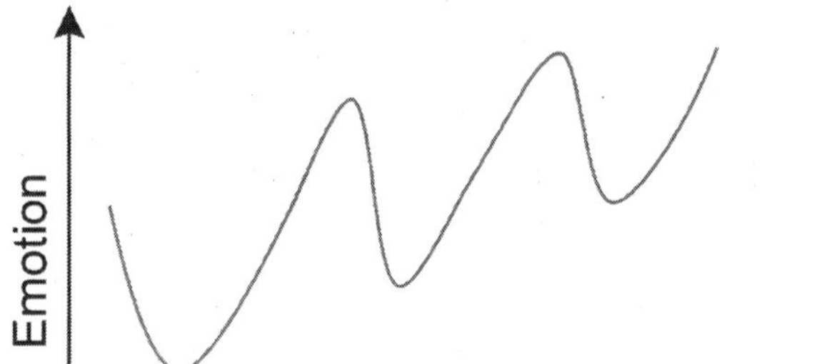

Und das ist okay. Die Hauptsache ist, dass wir mit der Zeit immer weiter nach oben kommen.

Mentale Gesundheit

Durch übermäßiges Scrollen verschlechtert sich deine mentale Gesundheit, das wissen wir. Was aber, wenn du aufgrund deiner mentalen Gesundheit erst beginnst zu scrollen? Weil du mit deinen Gedanken nicht klarkommst und ein Moment der Stille dich dazu zwingt, dich mit deinem Leben auseinanderzusetzen.

In den meisten Experimenten, in denen an Tieren untersucht wurde, auf welche Art und Weise Drogen süchtig machen, sperrte man Tiere in einen Käfig und experimentierte an ihnen. In einem Experiment wurden Affen (ähnlich wie bei dem vorhin genannten Versuch mit den Tauben) dazu gebracht, einen Hebel zu betätigen. Man injizierte diesen Affen Morphium, bis eine körperliche Abhängigkeit gegeben war. Sie begannen anschließend, sich dieses durch Betätigen des Hebels selbst zu verabreichen. Wurde durch das Betätigen des Hebels nun Kochsalzlösung statt Morphium injiziert, betätigten die Affen den Hebel nicht mehr. Ähnliche Ergebnisse bekam man auch in Studien mit Ratten und anderen Drogen. Die Schlussfolgerung der Forscher war logisch: Drogen machen süchtig.[26]

In den 1970er-Jahren stellte der Suchtforscher und Psychologe Dr. Bruce Alexander dieses Ergebnis infrage.[27] Er fragte sich nämlich, ob das wirklich alles sein kann: Tier + Droge = Sucht. Oder ob vielleicht

---

[26] Deneau, G., Yanagita, T., & Seevers, M. H. (1969). Self-administration of psychoactive substances by the monkey: A measure of psychological dependence. *Psychopharmacologia, 16*(1), 30–48

[27] Alexander, B. K. (2010). Addiction: The view from Rat Park. Bruce K. Alexander.

der Käfig selbst mehr damit zu tun hat, als man bisher dachte. Er wiederholte das Experiment mit Ratten. Diesmal aber hatte er eine weitere Kontrollgruppe. Auf der einen Seite, wie in jedem vorherigen Experiment, waren die Ratten isoliert in einem kleinen Käfig. Die zweite Gruppe befand sich in einer Art Ratten-Disneyland: einer großen Box mit Tunnelröhren, Rädern, Spielzeug und vielen anderen Ratten. Er nannte es den Rattenpark. Erstaunlicherweise konsumierten die Ratten im Park später deutlich weniger Morphium als die Ratten aus dem Käfig. Als würde die eine Gruppe sagen: „Danke, ich habe hier Freunde, ein Rad, ein soziales Leben und Spielzeug – ich brauch das nicht." Und die andere: „Wie soll ich das hier sonst aushalten?" Seine Schlussfolgerung: Der hohe Konsum war wahrscheinlich eine Antwort auf die Isolation und Umgebung, in der die Ratten lebten.

Nun stand man vor einem Problem: Dieses Experiment lässt sich unmöglich – zumindest nicht auf legale Weise – an Menschen durchführen. Außerdem wird ein Mensch abhängig, auch ohne in einen Käfig gesperrt zu werden. Alexander und sein Team fanden ihre Antwort schließlich in der Vergangenheit. Während der Kolonialisierung hat man bei indigenen Völkern in Kanada ein ähnliches Verhalten beobachtet. Dabei war es natürlich nicht der Smartphone-Konsum und auch kein Morphium, sondern Alkohol. Durch die Kolonialisierung wurden ihre Sprache, Kultur und Familienstrukturen unterdrückt und der Alkoholkonsum stieg deutlich an. Alexander beschreibt es als sozialen Käfig. An diesem Punkt ergibt sich eine einfache Parallele: Die Ratten im Käfig und die Menschen in zerstörten Gemeinschaften reagierten genau gleich – mit Konsum.

Ich glaube aber nicht, dass es heutzutage nur noch um Isolation geht. Vielmehr ist es unsere mentale Gesundheit. Dein Scrollverhalten kann ein Symptom eines viel tiefergehenden Problem sein, über das wir noch nicht richtig gesprochen haben. Mentale Gesundheit ist abstrakt, sie ist nichts Greifbares oder Sichtbares. Kein Bruch, den man auf einem Röntgenbild sieht oder ein Blutfleck, der das weiße T-Shirt versaut.

Mentale Gesundheit ist etwas, worüber man viel spricht, aber von dem jeder denkt, dass er nicht betroffen sei. Dabei kennen die meisten die Symptome von schlechter mentaler Gesundheit kaum. Gedanken über Selbstmord oder Panikattacken sind häufig die Extremfälle und das, was die meisten sich darunter vorstellen. Die leiseren Symptome ignorieren wir gerne: die chronische Müdigkeit, die Reizbarkeit beim kleinsten Problem, die Unfähigkeit, uns zu konzentrieren, oder das ständige Gefühl der inneren Leere. Unser Smartphone-Konsum ist die digitale Morphium-Lösung, die wir uns selbst verabreichen, um die Langeweile, die soziale Angst oder das Gefühl der Bedeutungslosigkeit zu betäuben. Es ist der schnelle Dopamin-Hit, der uns glauben lässt, wir hätten etwas erlebt, während wir nur stillgesessen haben. Was wir tun müssen, ist, uns unseren eigenen Rattenpark zu bauen.

Wir werden jetzt über folgende Schritte sprechen:

1. Schaffe „Tunnelröhren" (Umgebungswechsel)
2. Baue „Spielzeug" ein (Ziele und Beschäftigung)
3. Finde deine „Ratten" (Soziale Verbindung)

1. Deine Umgebung und dein Umfeld: Deine Tunnelröhren

Der Autor James Clear sagt dazu: „Die Umgebung ist die unsichtbare Hand, die das menschliche Verhalten formt."[28] Wenn wir über

[28] Clear, J. (2018). *Die 1%-Methode: Minimale Veränderung, maximale Wirkung*. München: Goldmann Verlag. (S. 101)

Gewohnheiten sprechen, reden wir meistens über Disziplin. Aber der erste echte Hebel liegt nicht in deiner Willenskraft, sondern in deiner direkten Umgebung. Sie entscheidet oft schon, *bevor* du überhaupt bewusst wählst.

Lass mich dir das an einem Beispiel erklären: Du kommst von der Arbeit nach Hause, es ist 18 Uhr im Winter. Draußen ist es schon dunkel, du hast die Sonne den ganzen Tag nicht gesehen. Du bist müde und kaputt von der Bahnfahrt, weil dein Auto heute Morgen einfach nicht anspringen wollte. Du hast noch nichts gegessen. Der Blick auf die Lieferservice-App fühlt sich wie das Richtige an. Du hast gar keine Lust, jetzt etwas zu kochen – bis dir auf einmal einfällt, dass du noch etwas von gestern im Kühlschrank hast. Das ist der Grund, warum du dir nichts Ungesundes bestellst. Der Unterschied zwischen deinem Smartphone und dem Essen ist nicht groß.

Wenn du den ganzen Tag auf der Couch neben deinem Smartphone sitzt, ist die Versuchung zu groß. **Du musst nämlich immer mit deiner schwächsten Version rechnen.** Mit der Version von dir, die schlecht gelaunt und müde von der Arbeit kommt und keine Lust mehr hat, irgendetwas zu tun, außer sich hinzusetzen, zu scrollen und sich etwas Ungesundes zu essen zu bestellen.

Der einfachste Weg, eine schlechte Gewohnheit zu unterbrechen, ist deshalb nicht nur, stärker zu werden, sondern den Raum zu verändern, in dem diese Gewohnheit entsteht.

Dein Schreibtisch, dein Wohnzimmer, dein Schlafzimmer: Das sind die Orte, an denen die meisten Routinen starten. Und je nachdem, wie sie eingerichtet sind, machen sie bestimmte Entscheidungen leichter oder schwerer. Ein Smartphone in Griffweite fordert deine Aufmerksamkeit heraus. Ein Laptop neben dem Bett führt dazu, dass Arbeit und Erholung verschwimmen. Ein chaotischer Tisch lädt nicht zum Arbeiten ein. Daher geht es im ersten Schritt darum, deine Räume so zu gestalten, dass das Verhalten, das du willst, die einfachere Option wird. Ganz konkret heißt das:

- **Entferne offensichtliche Ablenkungen.** Wenn dein Handy dein größter Trigger ist, gehört es nicht auf den Schreibtisch, sondern in eine Schublade oder an einen ganz anderen Ort im Raum. Ersetze die Weckfunktion durch einen physischen Wecker, kaufe dir ein Notizbuch statt der Notiz-App, führe deinen Kalender analog. Hier liegt die Gefahr von Smartphones und der Vorteil von festen Computern. Ein Smartphone hast du immer dabei und die Apps, die für uns Fortschritt und Möglichkeiten zum Informieren sind, sind gleichzeitig auch Möglichkeiten zur Ablenkung. Wenn du diese Ablenkung ständig in deiner Tasche trägst, ist das so, als ob du einem Raucher eine Zigarette vor das Gesicht hältst.
- **Ordne deine Umgebung.** Ein Platz zum Arbeiten, ein Platz zum Entspannen, ein Platz zum Essen. Wenn jeder Bereich eine Aufgabe hat, fällt es leichter, im richtigen Modus zu bleiben.
- **Nutze deine Umgebung als Entscheidungshilfe.** Ein aufgeräumter Arbeitsplatz signalisiert deinem Kopf: Jetzt ist Zeit für Fokus. Ein ruhiger Bereich im Wohnzimmer sagt dir: Hier kannst du runterfahren.

So werden deine Räume zu einem System, das dich unterstützt, statt dich ständig in alte Muster zu ziehen.

Auch die Geräte selbst sind eine Umgebung. Baue Präventionsmaßnahmen ein:

- Schalte die Benachrichtigungen aus, damit dein Smartphone dich nicht ständig daran erinnert, dass es noch da ist.
- Aktiviere einen Farbfilter. Smartphones haben die Möglichkeit, ihre Displayfarben zu verändern. Suche in den Einstellungen nach

einem Punkt, der „Graustufen" oder „Schwarz-Weiß-Filter" heißt. Dasselbe gilt auch für deinen Computer. Einerseits reduzierst du die manipulierende Wirkung der Farben und das Gerät wird langweilig, andererseits erinnert dich dieser Modus auch immer daran, dass du versuchst, weniger Zeit daran zu verbringen.
- Verschiebe Apps auf dem Homescreen. Auch das kann Wunder bewirken, weil es das Muster verändert. Wenn du unbewusst eine App öffnen willst, ist sie auf einmal nicht mehr da.

Trotzdem bin ich kein allzu großer Fan dieser Einstellungen. Sie sind auf jeden Fall sinnvoll, aber die meisten wiegen sich damit in falscher Sicherheit. Eine Einstellung ist schnell und ohne viel Aufwand erledigt, aber birgt die Gefahr, dass man seine Verantwortung auf eine technische Lösung abgibt.

Ein Beispiel: Vor ein paar Wochen sah ich einem Bekannten dabei zu, wie er alle fünf Minuten WhatsApp öffnete. Er hatte seine Benachrichtigungen ausgeschaltet, weil er sich nicht mehr von ihnen ablenken lassen wollte. Nun hatte er aber ständig das Gefühl, dass genau jetzt eine neue Nachricht gekommen sein könnte, weil er diese ja nicht sofort auf seinem Sperrbildschirm sah. Schlussendlich hat er dadurch noch mehr Zeit an seinem Smartphone verbracht.

Auch Features wie Bildschirmzeit-Beschränkungen oder Apps, die den Konsum limitieren sollen, sind für den Anfang vielleicht sinnvoll. Aber schlussendlich bekämpfen sie nicht die Grundursache, und sobald du diese Apps nicht mehr hast, fängst du wieder an zu scrollen. Es ist, als ob du im Winter raue Hände mit Wasser befeuchtest. Ist das Wasser verdunstet, wird es meist sogar schlimmer.

2. Routine und Beschäftigung: Dein Spielzeug

Für diesen Abschnitt möchte ich dir eine kleine Geschichte erzählen.

Es war einmal ein Huhn, das in einem einfachen Stall lebte. Nichts Besonderes, etwas Stroh, viel Staub. Seit dem ersten Tag hatte es zwei Wasserbehälter: einen auf der linken Seite, klar und sauber, und einen auf der rechten, den es instinktiv mied. Das Wasser darin war trüb und seltsam milchig. Das Huhn trank immer aus dem linken Behälter. Es war Routine. Jeden Morgen kam jemand vorbei, füllte das saubere Wasser nach und verschwand wieder. Der rechte Behälter wurde nie angerührt, weder vom Huhn noch von dem Menschen. Beide schienen stillschweigend zu wissen, dass er besser unberührt blieb.

Dann, ohne Ankündigung, hörten die Besuche auf. Keine Schritte mehr auf dem Kiesweg, kein Schatten, der sich über den Eingang legte, keine Hand, die das klare Wasser nachfüllte. Der linke Behälter wurde mit jedem Tag flacher, bis nur noch ein dünner Rest am Boden stand. Das Huhn trank vorsichtig, als wüsste es, dass jeder Schluck kostbar war. Doch irgendwann war nichts mehr übrig. Nur ein trockener Rand, an dem die Sonne kleine Kristalle zurückgelassen hatte. Der andere Behälter stand noch voll da. Unberührt. Trüb. Seltsam schimmernd im Licht. Das Huhn lief an ihm vorbei, als wäre er Luft. Es schaute ihn an, schüttelte den Kopf, ging wieder weg. Am dritten Tag ohne frisches Wasser begann das Huhn, schwächer zu werden. Es hob den Kopf seltener und stand häufiger in einer Ecke. Immer wieder blieb es vor dem trüben Behälter stehen, so nah, dass sein Schnabel fast das Wasser berührte. Aber jedes Mal wich es zurück. Noch. Irgendwann beugte sich das Huhn herunter und trank. Am nächsten Morgen war es krank.

Manchmal wählen wir nicht, was gut für uns ist. Manchmal wählen wir nur das, was da ist. Und wenn du dir selbst keine Beschäftigung gibst, dann ist das Einzige, was da ist, Zeit zum Scrollen. Das wusste man auch schon, bevor das erste Smartphone auf den Markt kam. Bereits im 4. Jahrhundert schrieb Hieronymus: *„Fac et aliquid operis, ut semper te diabolus inveniat occupatum."*[29] Auf Deutsch: „Mach etwas, damit der Teufel dich beschäftigt findet." Es bedeutet sinngemäß: Wer nichts zu tun hat, kommt leicht auf schlechte Gedanken oder gerät in Versuchung.

Jetzt stell dir vor, du motivierst dich dazu, deine Social-Media-Accounts zu löschen. Du hast es satt, jeden Tag 6 Stunden zu scrollen. Aber was jetzt?

Ich meine, du hast die Apps gelöscht, aber die 6 Stunden müssen jetzt anders gefüllt werden. Das ist der Moment, in dem die meisten aufgeben und sich alles neu herunterladen. Es ist ein bisschen wie bei dem Huhn: Du brauchst ein klares Gefäß, bevor das trübe verlockend wird. Übersetzt heißt das: Du musst dir Alternativen schaffen, bevor der Griff zum Handy zur einzigen Option wird.

Ganz praktisch beginnt das in dem Moment, in dem der Drang aufkommt, „nur kurz" aufs Handy zu schauen. Genau dann hilft es, den Ort zu wechseln. Das nächste Mal, wenn der Drang kommt und du dagegen ankämpfst, lass dein Smartphone zu Hause und geh spazieren. Ein einfacher Umgebungswechsel kann dafür sorgen, dass du auf ganz andere Gedanken kommst. Du kannst darüber nachdenken, wie du deine Zeit nach dem Spaziergang verbringst oder dich mit Menschen unterhalten, die dich ablenken. Nach ein paar Minuten hast du schon vergessen, dass du scrollen wolltest. Und wenn du dich wieder erinnerst, bist du dankbar, dass du es nicht getan hast. Geh einmal um den Block, hol dir frische Luft, bring den Müll raus, geh zum Bäcker oder lauf bis zur nächsten Ecke und wieder zurück. Hauptsache, du bleibst nicht sitzen – genau dort, wo die Versuchung

---

[29] Hieronymus. (ca. 4. Jh.). *Epistulae* [Briefe]. In J.-P. Migne (Ed.), *Patrologia Latina* (Vol. 22). Paris: Garnier.

am größten ist. Bewegung unterbricht die Gewohnheit und verhindert, dass du automatisch zum Handy greifst.

Wenn du mitten in einer Aufgabe bist – egal, ob du kochst, deine Pflanzen gießt, etwas sortierst oder jemandem kurz „Hallo" sagst –, verschiebt sich die Aufmerksamkeit. Viele Menschen merken erst später, dass sie das Handy in dieser Zeit gar nicht gebraucht haben.

Damit das zuverlässig funktioniert, brauchst du Strukturen, die dich tragen. Sag dir deshalb ganz bewusst: Mach, was du willst. Nicht im Sinne von planlos, sondern im Sinne von selbstbestimmt. Überlege dir morgens, welche Aufgaben oder Aktivitäten du heute wirklich machen möchtest. Und hier kommt etwas ins Spiel, das wir eigentlich alle schon aus der Schule kennen: Mach dir einen Stundenplan – einen groben Leitfaden für deinen idealen Tag.

Setz dich einmal hin und schreib auf, wie dein idealer Tag aussehen würde. Wann stehst du auf? Wann bewegst du dich? Wann arbeitest du konzentriert, wann isst du, wann entspannst du dich? Natürlich ist jeder Tag anders. Am Wochenende hat man mehr Zeit, manchmal kommt das Leben dazwischen: spontane Verabredungen, Termine, Dinge, die man nicht planen kann. Und das ist völlig okay.

Der Plan ist nicht dafür da, dich einzuengen, sondern um dir Orientierung zu geben. Wenn du gerade nichts zu tun hast oder merkst, dass du wieder automatisch zum Handy greifen willst, kannst du nachschauen, was eigentlich anstehen würde. Das nimmt Entscheidungen ab und genau das spart mentale Energie.

Interessanterweise wird genau dieses Prinzip auch im Militär genutzt. Weil die Struktur Disziplin, Fokus und Stressresistenz fördert. Wenn der Rahmen steht, muss man weniger ständig neu entscheiden und fällt seltener in impulsive Verhaltensmuster zurück. Dein

Handy wird automatisch weniger attraktiv, weil dein Tag bereits mit Dingen gefüllt ist, die dir wirklich etwas geben. Vielleicht nicht für immer, aber für heute.

Denn mehr musst du im Moment gar nicht schaffen. Kümmere dich nur darum, heute nicht in dieses endlose Scrollen abzurutschen. Nicht für die ganze Woche, nicht für dein „neues Leben", nicht für immer. Nur heute. Morgen kommt erst morgen, und morgen kannst du neu entscheiden. Jede Entscheidung gilt immer nur für diesen einen Tag – und genau deshalb ist sie machbar.

3. Soziale Verbindungen: Deine „Ratten"

Einer der besten Wege, um sich von Social Media abzulenken, sind andere Menschen. Denn immerhin ist der soziale Aspekt einer der stärksten Gründe für unseren Konsum.

In dem Experiment mit den Ratten war es das soziale Netz, das den eigentlichen Unterschied gemacht hat. Die Ratten in der Isolation, ohne Gesellschaft, gingen unter. Sie suchten nach etwas, das ihnen Halt gab, etwas, das sie nicht alleine finden konnten, und genau das ist es, was uns Menschen auch passiert. Wir verbringen so viel Zeit in der digitalen Welt, weil uns das Gefühl von Gemeinschaft dort „versprochen" wird. Der Trick, um die Sucht nach Social Media zu bekämpfen, ist nicht, sich selbst zu zwingen, weniger Zeit mit dem Handy zu verbringen. Der wahre Weg, um aus diesem digitalen Teufelskreis herauszukommen, ist, sich mit echten Menschen zu umgeben. Du kennst das bestimmt: Wenn du mit Freunden, deiner Familie oder Kollegen zusammen bist, fühlst du dich plötzlich nicht mehr so sehr von der ständigen Ablenkung durch das Handy verführt. Das liegt daran, dass echte Verbindungen die digitale Leere ersetzen. Es fühlt sich nicht mehr so an, als ob du etwas verpasst, sondern als ob du etwas Wertvolles teilst, etwas, das dich im Moment wirklich erfüllt.

Es ist dann fast so, als ob du dein Smartphone vergisst. Wenn du Menschen hast, die dich wirklich bereichern, fällt es dir leicht, dein Smartphone zur Seite zu legen – weil du nicht länger das Bedürfnis hast, dich von digitalen Bestätigungen abhängig zu machen. Deine Zeit wird von echten Gesprächen, Lachen und Aktivitäten geprägt. Aber wie findest du deine „Ratten", die dir helfen können, aus dem digitalen Käfig herauszukommen?

Es geht darum, dir bewusst zu machen, welche Menschen in deinem Leben dir wirklich etwas geben. Wer sorgt dafür, dass du dich zu mehr inspirieren lässt? Wer schätzt es, mit dir zu sein, ohne das Bedürfnis, ständig nach draußen in die digitale Welt zu flüchten? Es ist nicht nur wichtig, WIE VIEL Zeit du mit Menschen verbringst, sondern vor allem, WER diese Menschen sind. Diese Menschen sollten die sein, die dich dazu bringen, aus deinem Käfig auszubrechen, die dich motivieren, die Welt zu erleben und die dir helfen, zu wachsen.

Und dabei geht es nicht nur um dich. Du kannst aktiv auch anderen helfen, ihre eigenen Gewohnheiten zu verändern. Genau wie die Ratten im Experiment, die sich gegenseitig beeinflussten, kannst du in deinem sozialen Umfeld etwas bewegen. Es geht darum, Menschen zu inspirieren, etwas zu tun, das ihre Zeit sinnvoller macht. Vielleicht kannst du eine Gruppe gründen, die sich regelmäßig trifft und gemeinsam ohne Smartphones eine gute Zeit verbringt. Wenn du so handelst, wirst du nicht nur dich selbst weiterbringen, sondern auch die Menschen um dich herum.

Sei dir deiner sozialen Verantwortung bewusst. Wie bei den Ratten, die im Experiment nicht nur ihre eigenen Bedürfnisse wahrnahmen, sondern auch ihre Artgenossen beeinflussten, können auch wir Menschen in sozialen Verhältnissen Verantwortung übernehmen. Dann nimmst du dein Handy während eines Gesprächs nicht mehr in die Hand, weil du es selbst als respektlos gegenüber deinem Gesprächspartner empfindest.

Identität

Wer bist du?

Hast du dir selbst schon mal diese Frage gestellt? Deine Identität spielt eine viel größere Rolle, als du jetzt vielleicht denkst. Man kann nicht jedes Mal sein Zimmer verlassen, wenn man das Bedürfnis hat zu scrollen. Manchmal merkt man dieses Bedürfnis auch gar nicht. Man sitzt auf der Couch und nach zehn Minuten realisiert man, dass man schon wieder mit dem Smartphone in der Hand dasitzt. Als mir das am Anfang selbst noch passierte, wurde mir klar: Die passende Umgebung hilft zwar – sie allein reicht aber nicht aus. Denn du kannst deinen Raum, deine Möbel und deine Abläufe verändern, aber wenn du dich selbst noch als denjenigen siehst, der süchtig ist, der kämpft und der versucht, weniger zu scrollen, dann wirst du immer gegen dich arbeiten.

Was wirklich zählt, ist deine Identität. Du wirst zu jemandem, der kein Instagram hat, und nicht zu jemandem, der versucht, weniger Zeit darauf zu verbringen. Es klingt im ersten Moment nur wie ein einfacher Unterschied in der Formulierung, der nichts bringt. Doch das stimmt nicht: Es ist ein Perspektivenwechsel. Du machst dein Ziel zu deiner Persönlichkeit. **Du definierst dich nicht über das, was du vermeiden willst, sondern über das, was du sein willst.** Und das verändert alles. Denn wenn du dich selbst anders siehst, handelst du auch anders. Nicht, weil du dich zwingst, sondern weil es zu dir passt. Und weil du es dir selbst und auch deinem Umfeld versprichst.

Das bedeutet auch: Du musst dich von dem lösen, was dich an dein altes Ich erinnert. Manchmal sind das Gegenstände, manchmal aber auch Menschen. Freunde, die dich nur so kennen, wie du vor deiner Entscheidung warst. Die dich mögen, weil du immer online, immer erreichbar und immer dabei warst. Und hier wird es schwierig: Diese Freundschaften sind zwar oftmals schön, sie können dich aber auch in deiner Entwicklung festhalten. Denn wenn du dich veränderst, wirst du anders. Du wirst vielleicht ruhiger, langsamer. Du wirst nicht mehr alles mitbekommen und du wirst nicht mehr auf jede Nachricht sofort reagieren. Das verändert Beziehungen. Manche werden dadurch enger, andere lösen sich. Das gehört dazu.

Veränderung ist nicht nur ein neues Verhalten. Es ist eine neue Geschichte, die du über dich selbst erzählst. Je öfter du sie erzählst, desto wahrer wird sie. Das wird besonders in den kleinen Momenten deutlich. Wenn dich jemand fragt, ob du den neuen Trend gesehen hast, und du sagst: „Ich benutze kein TikTok." Anfangs fühlt es sich komisch an, fast wie eine Lüge. Aber es ist keine – es ist eine Entscheidung. Mit jeder Wiederholung, mit jeder Unterhaltung, wird sie echter. Du beginnst, dir selbst zu glauben. Das ist der Moment, an dem sich wirklich etwas verändert. Und es liegt nicht daran, dass du disziplinierter wirst – es liegt daran, dass du jemand anderes wirst.

Spuren im Gehirn

Jetzt brauchen wir aber noch eine Möglichkeit, uns von dem zu erholen, was wir uns die letzten Jahre angetan haben. Denn stundenlanges Scrollen hinterlässt Spuren in unserem Gehirn und unserem Verhalten.

In einer Studie in Südkorea hat man untersucht, wie sich Meditation auf Jugendliche mit hohem Smartphone-Konsum auswirkt.[30] Dazu wurden zwei Gruppen untersucht. Eine Gruppe meditierte regelmäßig, während die andere ihr normales Leben weiterlebte. Die Gruppe, die regelmäßig meditierte, zeigte eine geringere Abhängigkeit von ihrem Smartphone und bessere Selbstkontrolle. Nun, Meditation klingt irgendwie richtig, aber wie funktioniert das?

Vor ein paar Monaten habe ich mit einer Nonne gesprochen. Es war kein geplantes Gespräch und kein Interview. Ich bin ihr einfach zufällig begegnet. Sie saß auf einer Bank, und ich weiß nicht mehr genau, wie wir ins Gespräch kamen. Wir sprachen über ihre Lebensweise, den Sinn des Lebens und ich fragte sie alles, was man eine Nonne eben so fragt. Sie sprach über Meditation und wie es dafür sorgt, dass wir besser mit uns und unseren Gedanken klarkommen und uns länger auf eine Sache konzentrieren können. Aber

---

[30] Choi, E.-H., Chun, M. Y., Lee, I., Yoo, Y.-G., & Kim, M.-J. (2020). The effect of mind subtraction meditation intervention on smartphone addiction and the psychological wellbeing among adolescents. *International Journal of Environmental Research and Public Health, 17*(9), 3263

irgendwann sagte sie etwas, an das ich mich später noch erinnerte: „Meditation ist nicht das Sitzen in Stille, es ist das Zurückkommen."

Ich habe damals genickt, obwohl ich nicht wirklich wusste, was sie meinte. Einfach nur, um höflich zu wirken. Ich dachte, Meditation sei dieses perfekte Bild: jemand sitzt ruhig da, denkt an nichts und fängt nach zwei Stunden an, in die Luft zu fliegen oder mit Wesen aus einem anderen Universum zu kommunizieren (dabei habe ich an Meister Yoda aus Star Wars gedacht). Aber das ist es nicht.

Wenn du meditierst, passiert etwas ganz anderes. Du setzt dich hin, schließt die Augen, konzentrierst dich auf deinen Atem – und dann, ganz automatisch, schweifen deine Gedanken ab. Du denkst an deinen letzten Einkauf, an das Gespräch von gestern, an irgendein Lied, das du nicht einmal magst, und irgendwann merkst du: Du bist nicht mehr bei deinem Atem, du bist irgendwo anders. Und genau da liegt der Punkt: Sobald du das bemerkst, bringst du deinen Fokus wieder zurück. Einfach so. Du merkst, dass du abgeschweift bist – und du kommst zurück. Das ist Meditation. Nicht ein perfektes Sitzen in Stille, sondern ein Zurückkommen. Immer und immer wieder.

Meditation ist im Grunde das Gegenteil von Scrollen. Während durch Shortform-Content deine Aufmerksamkeitsspanne sinkt, trainierst du dein Gehirn mit Meditation sich länger zu fokussieren. Also als praktischen Tipp, um dein Gehirn zu trainieren: Setz dich jeden Tag für zwei bis drei Minuten hin und meditiere. Den Unterschied merkst du nicht direkt, am Anfang fühlt es sich sogar sinnlos an. Aber du wirst nach einigen Wochen merken, wie sich deine Gedanken beruhigen und du dich besser auf das konzentrieren kannst, was im Moment wichtig ist.

Wichtig ist aber auch dein Dopaminspiegel. Du erinnerst dich noch, wie wir am Anfang darüber gesprochen haben, dass dein Konsum auf lange Sicht dein Basislevel an Dopamin senkt? Nun ist ein hoher Dopaminspiegel aber das, was du brauchst, um dich zu motivieren, mit dem Scrollen aufzuhören und all die Dinge umzusetzen, die wir bis hier behandelt haben. Also müssen wir einen Weg finden, unseren Dopaminspiegel wieder auf ein gesundes Level zu bringen.

Durch das Vermeiden von „schlechten Gewohnheiten", wie das Scrollen auf Social Media, das Essen von Ungesundem oder der Konsum von Drogen, sorgen wir dafür, dass unser Dopaminspiegel nicht durch ständige Ausschläge weiter sinkt. Das bedeutet aber auch, dass wir durch „gute Gewohnheiten" dafür sorgen können, dass dieser Spiegel langfristig ansteigt. Wir haben schon geklärt, dass Sport einen langsamen und langfristigen Anstieg des Levels erzeugt. Auch das Lesen von Büchern lässt den Spiegel nachhaltiger ansteigen. Aber eine Gewohnheit übertrifft alle anderen: sich Kälte aussetzen.

In einer Studie stellte man fest, dass Personen, die kaltem Wasser ausgesetzt waren, einen Dopaminanstieg von bis zu 250 % hatten – und das langfristig für mehrere Stunden ohne ein direktes Tief.[31] Das macht durchaus Sinn: Nachdem du die Dusche kalt stellst, hast du diesen Schock-Moment, der sofort für ein anderes Gefühl im Körper sorgt und dich motiviert.[32]

Was heißt das jetzt in der Praxis?

Jeden Morgen für ein paar Minuten die Dusche kalt zu stellen, kann dein Wohlbefinden und deine Motivation steigern und so indirekt dafür sorgen, dass du weniger Zeit an deinem Smartphone verbringst.

---

[31] Srámek, P., Simecková, M., Janský, L., Savlíková, J., & Vybíral, S. (2000). Human physiological responses to immersion into water of different temperatures. *European Journal of Applied Physiology, 81*(5), 436–442.

[32] Huberman, A. (2022, May 1). The science & use of cold exposure for health & performance. Huberman Lab.

Um diese Gewohnheiten auch regelmäßig durchzuführen, nutzen wir die Theorie des absoluten Minimums. In einem Habit-Tracker schreibst du dir folgende Gewohnheiten auf:

- Bewegung
- Meditation
- Lesen
- Kälte

Und jedes Mal, wenn du eine der Gewohnheiten gemacht hast, kreuzt du das Kästchen an. Aber das Kästchen kreuzt du auch an, wenn du nur eine Minute meditiert hast, oder nur für eine Sekunde das Haus verlassen und dich bewegt hast.

So sorgst du dafür, dass du jeden Tag zumindest das absolute Minimum schaffst. Denn Gewohnheiten entstehen durch Wiederholung und dabei kommt es nur darauf an, was du an deinen schlechtesten Tagen schaffst. Auch wenn du gestresst, erkältet und voller Aufgaben im Haushalt nach Hause kommst, hast du eine Sekunde Zeit zu meditieren. Sobald du dich hinsetzt, die Augen schließt und anfängst, hast du das Schwierigste schon geschafft – und wirst wahrscheinlich länger als eine Minute dort sitzen.

Wie funktioniert jetzt produktive Nutzung?

Wie nutze ich das Internet oder meine technischen Geräte jetzt produktiv?

Ich glaube, diese Frage lässt sich ziemlich einfach beantworten. Dafür schauen wir uns die Funktionsweise von TikTok, Instagram-Reels oder YouTube-Shorts an.

Sobald man diese Funktionen oder Apps öffnet, bekommt man direkt ein Video angezeigt. Keine Suchleiste, die sich zuerst öffnet, und kein Feature, das uns ermöglicht auszuwählen, was wir sehen möchten. Das ist unbewusste Nutzung. Egal mit welcher Intention du TikTok öffnest – sobald du auf das Icon geklickt hast, siehst du ein Video. Eines, das nicht du, sondern der Algorithmus für dich ausgesucht hat. Dabei sucht der Algorithmus nicht nach einem spannenden Thema oder etwas, das dir in diesem Moment weiterhilft, sondern nur nach etwas, das dich auf der Plattform hält. Um diese Plattformen produktiver und gesünder zu machen, müsste man sie von Grund auf neu gestalten.

Im Jahr 2018 reagierte Mark Zuckerberg nach wachsender Kritik an der oberflächlichen Nutzung von Facebook auf die Beschwerden und passte den Algorithmus der Plattform an. Facebook war damals voll von kurzen, meist belanglosen Videos. Der Fokus lag auf schnellen Klicks und kurzen Momenten der Aufmerksamkeit. Aber das hatte einen Haken: Es zerstörte langfristig die Qualität der Nutzung und das Vertrauen der Menschen in die Plattform.

Zuckerberg änderte den Algorithmus und stärkte die Gewichtung von längeren Posts von Freunden und Gruppen. Die Idee dahinter? „Meaningful social interactions"[33] zu fördern. Nicht mehr der schnelle Klick, sondern tiefere Diskussionen und Verbindungen sollten den sozialen Austausch prägen. Facebook wollte sich wegbewegen von flüchtiger Unterhaltung hin zu Inhalten, die Diskussionen schaffen und den Nutzern langfristig einen Nutzen bieten. Ob die Entscheidung nun aus moralischen Gründen oder nur aus praktischen entstand, ist hier ziemlich egal, denn die Hauptsache ist, es hat sich geändert. Doch das hielt nicht besonders lange an.

Als TikTok mit seinen kurzen, schnell konsumierbaren Videos immer erfolgreicher wurde, zogen andere Plattformen nach. YouTube führte 2021 in Reaktion auf TikTok und Instagram-Reels seine eigene Shorts-Funktion ein.

Das Ziel einer Firma ist nicht, den Nutzer zu schädigen; sie will einfach Geld verdienen und ihren Einfluss behalten. Das Problem ist, dass diese Firmen sich in einem Dilemma befinden: Wenn sie sich entscheiden, den Algorithmus zu ändern, verlieren sie Nutzer an die Konkurrenz. Es ist ein Teufelskreis: Manipuliere deine Nutzer, oder du hast keine Chance auf dem Markt. Kurzform-Inhalte sind keine neue Idee. Schon die Plattform Vine hatte 2013 diesen Ansatz. Damals reagierte Instagram zum Beispiel mit der Einführung einer eigenen Videofunktion. Aber erst als TikTok Erfolg hatte, erkannten andere Firmen: Ohne Kurzvideos hat man keine Chance. Dabei haben längere, qualitativere Inhalte auch für die Plattformen einen großen Vorteil. Je hochwertiger die Inhalte und deren Mehrwert, desto größer ist das Vertrauen der Werbepartner. Kein Unternehmen will

---

[33] Burke, M., Kraut, R., & Williams, D. (2010). What are meaningful social interactions in today's media landscape? A cross-cultural survey. Facebook Research. Mosseri, A. (2018, January 11). Bringing people closer together. About Facebook.

seine Werbung zwischen KI-generierten Videos von fliegenden Elefanten mit Sombreros schalten. Aber es ist ähnlich wie ein Fischmarkt, auf dem du drei Backfischverkäufer hast, die alle versuchen ihren Fisch zu verkaufen. Jeder der Verkäufer behauptet, er habe den besten Fisch. Und dann kommt ein vierter Fischverkäufer dazu, in unserem Beispiel TikTok, und wirbt mit der schnellsten Zubereitung. Jetzt müssen alle drei Verkäufer ihre Fische schneller backen, wodurch auch die Qualität leidet.

Am Ende liegt es also auch an uns, was wir konsumieren. Es ist eine Frage des Bewusstseins. Und da kommt ein Prinzip ins Spiel, das du wahrscheinlich schon oft gehört hast: Angebot und Nachfrage. Wenn wir als Nutzer eine Plattform fordern, die uns nicht unsere Aufmerksamkeit klaut, sondern uns einen Mehrwert bietet, dann wird diese Plattform auch entstehen.

Denn es geht nicht nur um produktiv oder unproduktiv. Zwölf Stunden jeden Tag vor einem Bildschirm sind ungesund, egal ob sie produktiv oder unproduktiv waren. Deswegen: Nutze einen Bildschirm oder das Internet, wenn du es brauchst. Aber versuche, es nicht zu brauchen.

Ein erster Schritt zu einer produktiven Nutzung ist also, dass man sich vorab fragt: Was möchte ich eigentlich auf dieser App erreichen? Will ich mich inspirieren lassen? Will ich ein Problem lösen? Oder habe ich einfach nur Langeweile? Indem du dir vorab überlegst, was du mit dem Gerät oder der App bezwecken willst, kannst du eine klare Absicht formulieren. Sobald du dir darüber im Klaren bist, ist das produktive Nutzung.

YouTube ist offiziell die zweitgrößte Suchmaschine hinter Google. Aber warum nutzen wir es nicht wie eine? Du solltest dich nicht einfach auf den Zufall verlassen, sondern gezielt die Suchleiste nutzen, um nach Themen zu suchen, die wirklich für dich relevant sind oder den „Folge ich"- bzw. „Meine Abonnements"-Bereich nutzen, um Videos von den Menschen zu sehen, deren Meinung dich interessiert. Wenn du zum Beispiel ein bestimmtes Problem hast, sei es beruflich oder privat, dann öffne die App nicht, um dich einfach von einem Video zum nächsten treiben zu lassen, sondern nutze die Suchfunktion, um gezielt nach Inhalten zu suchen, die dir helfen können.

Auch bei Messenger-Diensten kann man das anwenden. Öffne die App nur, wenn du eine Nachricht senden willst, und richte dir bestimmte Zeiten zum Beantworten ein. Als Beispiel: Jeden Tag um 18 Uhr öffnest du einmal alle Apps und Programme, um Mails oder Nachrichten zu beantworten. Bis 18 Uhr schaust du nicht rein. Das ist ein ähnliches Prinzip wie beim Wäschewaschen. Wenn du ein dreckiges T-Shirt hast, dann machst du die Waschmaschine nicht direkt an, sondern wartest bis du einen ganzen Haufen hast. Dasselbe Prinzip gilt bei Nachrichten. Schau nicht alle paar Minuten auf WhatsApp, sondern warte bis zu einem bestimmten Zeitpunkt am Tag und beantworte alles gleichzeitig. Das hat mir bei E-Mails enorm geholfen, denn als ich keine Social-Media-Apps mehr hatte, habe ich angefangen jede freie Minute zu schauen, ob ich eine wichtige Mail bekommen habe. Der Unterschied zwischen passivem Konsum und aktivem, produktivem Konsum liegt darin, dass wir selbst entscheiden, was wir uns ansehen oder wie wir interagieren und vor allem warum wir es uns ansehen. Anstatt uns von einem Algorithmus steuern zu lassen, sollten wir die Kontrolle übernehmen und bewusst nach dem suchen, was uns weiterbringt. Auch wenn es verlockend ist, einfach in den Feed einzutauchen.

Ein Leben ohne Smartphone ist unvorstellbar – oder?

Normal sein heißt, das Leben der anderen als Rechtfertigung für sein eigenes zu nutzen.

Februar 2024

„Wieso?"

Die Frage kam nicht aggressiv, nicht spöttisch – eher verwundert. Ein Freund starrte auf das kleine schwarze Tastenhandy in meiner Hand, als hätte ich ihm gerade ein Fossil gezeigt. Wir saßen auf den Stufen vor der Schule. Es war Winter, die Luft roch nach nassem Asphalt und warmen Kaffee aus dem Lehrerzimmer. Um uns herum summte das Leben: Gespräche, vibrierende Smartphones, Daumen, die über Bildschirme glitten wie über Klaviertasten.

Ich zuckte mit den Schultern. „Weil ich es nicht mehr wollte."

Er lachte. „Was wolltest du nicht mehr?"

„Das alles", sagte ich und zeigte auf die Welt um uns herum. Er sah mich an, als hätte ich gerade gesagt, ich sei aus einer Sekte ausgetreten. Vielleicht war ich das auch.

Es war kein plötzlicher Entschluss. Kein dramatischer Moment, in dem ich mein Smartphone gegen die Wand warf und schrie: „Genug!" Es war eher ein langsames Erwachen. So, als würde man merken, dass man in einem Raum sitzt, der immer lauter geworden ist und man sich fragt, wann genau man aufgehört hat, die Stille zu vermissen.

Ich hatte begonnen, mich selbst zu beobachten. Nicht wie ein Wissenschaftler, sondern wie jemand, der sich fragt, ob er noch die Kontrolle hat. Ich sah, wie ich morgens aufwachte und nicht zuerst an mich dachte, sondern an Benachrichtigungen. Ich sah, wie ich Gespräche führte, während mein Blick immer wieder zum Bildschirm wanderte. Ich sah, wie ich mich selbst verlor – nicht in einem großen Drama, sondern in tausend kleinen Momenten der Zerstreuung, die mich von dem ablenkten, was ich in meinem Leben erreichen wollte. Und irgendwann fragte ich mich: Was wäre, wenn ich einfach aussteige?

Ich erinnere mich an den Tag, an dem ich mein Smartphone zum letzten Mal ausschaltete. Es war ein Dienstag, vielleicht auch ein Mittwoch. Ich war 18, gerade noch Schüler, bald Student, und irgendwo dazwischen hatte ich mich selbst verloren. Ich starrte auf mein Schulbuch und versuchte mich zu motivieren. Ich las die Seiten, aber sobald ich fertig war, schien alles wieder vergessen zu sein. Es war wie ein Schlüssel, der einem aus der Jackentasche fällt, ohne dass man es merkt, und erst Stunden später steht man vor der Tür und fragt sich, warum sie sich nicht mehr öffnen lässt.

Aber da war dieses Gefühl, das sich nicht abschütteln ließ. Ich saß in meinem Zimmer, das Licht fiel schräg durch die Rollläden, und mein Handy lag auf dem Schreibtisch wie ein schlafendes Tier. Ich nahm es in die Hand, scrollte durch WhatsApp, durch die Wetter-App, durch den Dateimanager. Einfach nur, um irgendetwas am Handy zu machen. Dann, plötzlich, bekam ich eine Nachricht von einem Freund. Er sendete mir einen Link zu einem TikTok-Video mit dem Text „Ich weiß, du hast kein TikTok mehr, aber das musst du dir unbedingt ansehen!"

TikTok hatte ich, wie auch Instagram und Snapchat, schon seit fast einem Jahr nicht mehr benutzt und die App längst gelöscht. Ich spielte mit dem Gedanken, mir die App nur für dieses eine Video wieder herunterzuladen. Am Ende fand ich einen anderen Weg: Die Web-Version der App. Ich klickte den Link an und versprach mir selbst, nur dieses eine Video zu sehen. Bevor ich überhaupt realisiert hatte, was passiert war, waren bereits fünf Minuten vergangen. Ich weiß, fünf Minuten sind nicht viel, aber ich dachte, ich wäre schon längst über diesen Punkt hinaus. Ich hatte meine Social-Media-Accounts gelöscht, seit Monaten nicht mehr gescrollt, und dann war ich innerhalb von wenigen Minuten wieder in diesem Strudel gefangen. Aber nicht aus fehlender Disziplin, sondern aus Reflex.

Und dann legte ich es weg.

Ich ging zum Schrank, kramte in einer alten Kiste und fand das Tastenhandy, das meine Eltern mir gegeben hatten, als ich in der dritten Klasse war. Es war zerkratzt, der Akku war schon halb tot und irgendwie hatte ich Angst, es würde nach all den Jahren explodieren, wenn ich es auflade. Aber es funktionierte. Ich lud es auf, legte meine SIM-Karte ein und das war's. Übrig blieb nur ein viel zu lauter Klingelton, der mich an Busfahrten erinnerte und an Nachmittage im Freibad. An eine Zeit, in der Erreichbarkeit nicht gleichbedeutend war mit Ausgeliefertsein.

Wenn dir jemand sagt: „Verkauf deine Smartwatch, die sorgt dafür, dass du nur mehr Zeit an deinem Handy verbringst, weil du jede Nachricht direkt ans Handgelenk bekommst", dann klingt das vernünftig. Sagt jemand dasselbe über ein Smartphone, klingt es verrückt.

Man spricht von den Vorteilen durch Smartphones. Was sind die Vorteile konkret?

Du hast Navigation, aber verlierst deinen Orientierungssinn – und was sagt das über dich als Mensch aus, wenn du nicht mal den Weg zur Arbeit ohne Maps schaffst?

Du hast eine Kamera immer dabei, aber fotografierst jeden Moment, anstatt ihn zu erleben.

Du schreibst Nachrichten, aber vergisst manchmal, wie die Stimme deines Gegenübers klingt.

Du kannst jederzeit alles nachschlagen, aber vergisst es dann wieder, weil du nur ein Bedürfnis befriedigst, statt dir die Information zu merken.

Ich stellte folgende Überlegung auf: Monatelang habe ich versucht, mein Smartphone produktiv zu gestalten. Ich habe Farbfilter verwendet, Apps gelöscht, versucht mich zu disziplinieren. Und das hat auch zum Großteil ziemlich gut funktioniert. Aber ein Teil von mir dachte, da geht noch mehr. Denn wenn man ein Auto so heruntergeregelt, dass es genauso langsam fährt wie ein Fahrrad, nur aus der Angst zu schnell zu fahren: Warum nicht direkt das Fahrrad kaufen?

Versteh mich nicht falsch: Smartphones haben irgendwo ihre Daseinsberechtigung und können produktiv genutzt werden. Für mich war der Verzicht aber mehr etwas Symbolisches. Es war eine so radikale Veränderung, dass sie nicht nur bei mir, sondern auch bei meinen Mitmenschen etwas bewirkte.

Wenn du etwas wirklich verändern willst, brauchst du keine App, die dir deine Bildschirmzeit anzeigt. Du brauchst eine Entscheidung. Und du brauchst den Mut, sie durchzuziehen – auch wenn es unbequem ist.

Hier sind die drei Schritte, die ich gegangen bin:

- Ich habe mir selbst die Frage gestellt: Was bringt mir das wirklich? Nicht: Was könnte es bringen. Sondern: Was bringt es mir jeden Tag?
- Ich habe nicht nur darüber nachgedacht, sondern es getan.

- Ich habe mich getraut auch andere Wege zu gehen, die für die meisten zu extrem sind, ohne mir vorher eine Meinung zu bilden. Ich habe nicht auf perfekte Anleitungen gewartet, bei denen alles vorgegeben ist, sondern selbst ausprobiert, was für mich und mein Leben funktioniert.

Beim Gespräch mit meinem Freund am Schulhof zeigte ich auf die Welt um uns herum, auf die vibrierenden Smartphones, die gesenkten Köpfe, die Gespräche, die nie ganz geführt wurden, weil immer ein Bildschirm dazwischen lag. Er folgte meinem Blick, sagte nichts, und ich wusste, dass er es nicht verstand. Noch nicht, vielleicht auch nie.

Denn was ich getan hatte, war kein Protest gegen die Technik und auch kein Versuch, besonders zu wirken. Es war eine Entscheidung, die sich über Monate hinweg aufgebaut hatte.

Ich hatte nicht mehr das Gefühl, Teil von etwas zu sein, sondern Produkt davon. Mein Verhalten war vorhersehbar, mein Denken fragmentiert und meine Aufmerksamkeit zersplittert in hundert kleine Impulse, die nie mir gehörten.

Und trotzdem: Als ich das Smartphone ausschaltete, als ich die Apps löschte, als ich das alte Tastenhandy aus der Schublade holte, war da keine sofortige Erleichterung. Da war Angst. Eine diffuse, klebrige Angst, die sich nicht in Worte fassen ließ. Ich hatte jahrelang gelernt, dass Verbindung gleich Bildschirm ist und Zugehörigkeit sich in Reaktionen misst. Und jetzt stand ich da, mit einem Gerät, das nicht einmal einen richtigen Kalender hatte, das keine Farben kannte und das mich nicht daran erinnerte, wer ich sein sollte.

Die ersten Tage waren wie ein Entzug. Ich griff nach dem Handy, obwohl ich wusste, dass da nichts war. Dabei war ich nicht einmal süchtig, zumindest hätte ich mich im Vergleich zu anderen in meinem Alter nicht so bezeichnet. Ich saß in der Bahn und hatte nichts zu tun. Ich saß beim Arzt im Wartezimmer und konnte mich nicht hinter meinem Smartphone verstecken. Ich lag abends im Bett und hörte meine Gedanken, ungefiltert, laut und manchmal unangenehm. Es war, als hätte ich eine Tür geöffnet, hinter der sich all das gesammelt hatte, was ich jahrelang weggeschoben hatte. Wie diese eine Schublade, in die man alles reinstopft, was sonst keinen Platz hat:

Ich hatte Angst, Menschen zu verlieren. Und ich verlor sie. Nicht alle, aber viele. Die, die mich nur über Reaktionen kannten, die, deren Kontakt sich auf Memes und kurze Nachrichten beschränkte, die, die mich nicht anriefen, sondern nur schrieben, wenn sie ein lustiges TikTok gesehen hatten. Es war ein stilles Verschwinden, kein Drama, kein Streit – einfach Stille. Und in dieser Stille erkannte ich, dass es genau das war, was ich gebraucht hatte.

Ich habe lange über diese Entscheidung nachgedacht. Und jedes Mal war es dieselbe Angst, die mich davon abhielt: Die Angst, Verbindungen zu verlieren.

Aber genau das wollte ich eigentlich. Ich habe es nur nie erkannt. Ich hatte Angst nicht mehr mit den Menschen zu sprechen, deren Instagram-Profil ich häufiger gesehen habe als ihr echtes Gesicht, Angst nicht mehr zu Gruppen dazuzugehören, in denen ich nicht vermisst werde.

An einem Nachmittag ging ich nach der Schule in ein Café, das ich nicht bewusst ausgesucht hatte. Es lag in einer Seitenstraße, zwischen einem verstaubten Antiquariat und einem Laden für Druckerzubehör, dessen Schaufenster aussah, als hätte es seit Jahren niemand mehr geputzt. Die Tür zum Café klemmte, und das Schild mit den Öffnungszeiten war mit einem Kugelschreiber geschrieben, der irgendwann aufgegeben hatte.

Drinnen war es still. Nicht ruhig – still. Die Art von Stille, die sich nicht bemüht, angenehm zu sein. Die Tische waren aus Holz, das an den Rändern splitterte, und die Stühle wackelten, als hätten sie sich längst daran gewöhnt, dass niemand lange bleibt. Die Theke war eine Mischung aus Metall, Holz und Zufall, mit einem alten Radio darauf, das ein Lied spielte, das ich nicht kannte, das sich aber anfühlte wie etwas, das man früher einmal gemocht hat.

Ich setzte mich ans Fenster, von dem aus man auf eine Ampel sehen konnte, die viel zu lange rot blieb. Draußen warteten Menschen, manche geduldig, andere mit dem Gesicht in ihren Bildschirmen vergraben, als könnten sie die Zeit schneller machen, wenn sie sie ignorierten. Ich hatte kein Smartphone dabei. Nur ein kleines Gerät, das aussah wie ein Taschenrechner mit Tasten, die beim Drücken ein leises Klacken von sich gaben – ein Geräusch, das sich fremd und gleichzeitig vertraut anfühlte.

Ich hatte keine Termine oder Nachrichten, keine Timeline. Nur Zeit, die ich nicht überbrücken konnte, und das war neu.

Die Entscheidung, auf ein Tastenhandy umzusteigen, war ein stiller Rückzug und ein Versuch, mein Leben in die richtige Richtung zu lenken und etwas aus mir zu machen. Ich hatte gemerkt, dass meine Aufmerksamkeit wie Sand durch meine Finger rieselte, dass Gespräche sich in Fragmente auflösten, dass ich mich selbst nicht mehr hörte, weil alles andere lauter war. Ich wollte wissen, wie es sich anfühlt, wenn nichts blinkt, nichts vibriert, nichts ruft und ich mich auf das konzentriere, was mich im Leben voranbringt.

Ein paar Tage nach meinem Ausflug zum Café saß ich wieder auf derselben kalten Metallbank am Bahnhof wie drei Jahre zuvor. Es war früher Abend. Die Sonne hing wie ein verlorener Luftballon über den Gleisen, und die Lautsprecher krächzten in einem Ton, der klang, als würde jemand durch ein Kissen sprechen. Um mich herum bewegten sich Menschen wie in einem Zeitraffer. Schritte, Stimmen, vibrierende Taschen. Ich sah ihnen zu. Eine junge Frau setzte sich neben mich. Sie trug eine übergroße Jacke, deren Ärmel ihr bis über die Finger reichten, und Kopfhörer, die zu groß für ihren Kopf waren. Ihr Blick war auf das Handy gerichtet, das sie mit beiden Händen hielt. Nach ein paar Minuten nahm sie die Kopfhörer ab, sah mich kurz an und sagte: „Kein Empfang hier."

Ich zuckte mit den Schultern. „Ich hab sowieso keins."

Sie runzelte die Stirn. „Also... gar keins?"

„Schon. Aber nicht das, was du meinst."

Sie sah auf meine Hände, als hätte ich ihr gerade gesagt, dass ich ab heute ohne Sauerstoff leben möchte.

„Was ist es denn?"

Ich holte das kleine Tastenhandy aus der Jackentasche und hielt es ihr hin. Sie beugte sich vor und betrachtete es, als wäre es ein Fundstück aus einem anderen Jahrzehnt. „Das ist ... süß."

„Oder alt", sagte ich. „Kommt drauf an, wie man's sieht."

Sie grinste. „Und das reicht dir?"

Ich nickte. „Für das, was ich brauche, ja."

Sie lachte kurz, nicht spöttisch, eher irritiert. „Und wie machst du dann... alles?"

Ich wollte antworten, aber mir fiel nichts ein, das nicht wie ein Vortrag klang. Also sagte ich nur: „Langsamer."

Sie lehnte sich zurück, sah auf ihr eigenes Gerät, das gerade wieder vibrierte. „Ich glaub, ich würde durchdrehen. Ohne Maps, ohne Musik."

„Ich dachte das auch", sagte ich. „Aber man gewöhnt sich schneller daran, als man denkt."

Sie schwieg eine Weile. Dann fragte sie: „Und was machst du, wenn du dich langweilst?"

„Ich warte."

„Einfach so?"

„Einfach so."

Sie sah mich verwundert an. „Krass. Ich glaube, ich hab das seit Jahren nicht gemacht."

„Was?"

„Gewartet. Ohne irgendwas."

Ich lächelte. „Dann ist jetzt ein guter Moment."

Sie steckte ihr Handy weg, wirkte ein wenig erwischt und nicht ganz überzeugt, aber neugierig, während die Lautsprecher einen Zug ankündigten, der sich verspätete. Niemand schimpfte. Alle starrten auf ihre Bildschirme, als wäre die Verspätung nur ein weiteres Update.

„Wie lange machst du das schon?", fragte sie.

„Ein paar Wochen."

„Und?"

„Ich hab mehr Zeit. Und weniger Angst, etwas zu verpassen."

Sie nickte langsam. „Vielleicht verpasst man auch was, wenn man zu viel sieht."

Und bis hier hin klingt das Ganze ziemlich idyllisch und fast zu perfekt, als würde die Geschichte mit einem „Und wenn sie nicht gestorben sind, dann leben sie noch heute" enden. Aber natürlich gab es auch einige Probleme, die ich ohne Smartphone bewältigen musste.

Oktober 2025

Es war ein Freitag, später Nachmittag, und ich hatte beschlossen, ein Paket mit meinem Auto abzuholen. Es war nichts Besonderes – ein Buch, das ich bestellt hatte, weil ich es für meine Recherche benutzen wollte. Die Adresse der Packstation hatte ich mir auf einen Zettel geschrieben, den ich in meiner Jackentasche trug, zusammen mit einer gelben Abholkarte. Ich bin mir bis heute ziemlich sicher, dass der Paketbote nicht geklingelt und die Karte einfach eingeworfen hat.

Die Straßen in dieser Gegend waren sauber, fast zu ordentlich, mit perfekt geschnittenen Hecken und Einfahrten, in denen Autos standen, die alle dieselbe Farbe zu haben schienen. Ich hatte mir die Route vorher auf dem Computer angesehen, mir die Kreuzungen gemerkt und die Straßennamen notiert. Kein GPS, keine Route, die sich live aktualisiert – nur mein Gedächtnis und ein paar handschriftliche Hinweise mit einer Zeichnung, die ein bisschen so aussah wie das, was man im Unterricht auf seinen Block zeichnet, wenn der Lehrer mal wieder „Organisatorisches" zu besprechen hat.

Nach zehn Minuten durch den Stadtverkehr stand ich vor einem gelben Kasten, der aussah wie ein überdimensionierter Kühlschrank. Die Packstation. Ich trat näher und suchte nach einer Möglichkeit, den Code auf der Abholkarte einzuscannen. Aber da war nichts. Ich stand da, mit meinem Zettel in der Hand, und fühlte mich wie jemand, der versucht ein Zahlenschloss mit einem Schlüssel aufzuschließen. Um mich herum kamen und gingen Menschen. Sie hielten ihr Handy an den Kasten, man hörte das leise Klacken der Tür, sie nahmen ihr Paket und gingen weiter. Ich blieb stehen. Ich hatte keine App.

Ein älterer Mann kam vorbei, blieb kurz stehen und sah mich an. „Probleme?", fragte er.

Ich nickte. „Ich hab die App nicht."

Er lächelte, fast erleichtert. „Ich auch nicht. Ich lass mir alles zur Post bringen."

Ich lachte. „Vielleicht sollte ich das auch tun."

„Oder Sie fragen jemanden, der es für Sie öffnet."

Ich sah mich um. Die Menschen wirkten beschäftigt, in Eile, in Bewegung. Ich wollte niemanden aufhalten. Aber dann kam eine Frau, vielleicht Mitte dreißig, mit einem Kinderwagen und einem Handy in der Hand. „Entschuldigung, könnten Sie mir vielleicht helfen? Ich komm hier nicht weiter."

Sie sah mich an, dann auf den Zettel, dann auf den Kasten und wusste sofort, was los war. „Klar. Ich hab die App."

Zwei Minuten später hielt ich mein Paket in der Hand. Ich bedankte mich, sie lächelte, und wir gingen in entgegengesetzte Richtungen. Ich dachte lange über diesen Moment nach. Über das Bitten, das Warten, das Helfen. Über die Tatsache, dass ich etwas geschafft hatte, ohne selbst alles zu können. Darüber, dass ich nicht unabhängig war, aber auch nicht verloren.

Ich machte mich auf den Rückweg. Doch irgendwo hatte ich eine Abzweigung verpasst. Ich fuhr eine Straße zu weit, bog falsch ab und kam in eine Sackgasse. Die Sonne war inzwischen hinter den Häusern verschwunden, und die Straßenlaternen warfen ein trübes Licht auf die Gasse, das alles ein bisschen fremder wirken ließ. Ich blieb stehen und versuchte mich zu orientieren. Kein Kartendienst, kein Pfeil, der mir sagte, wo ich war. Nur mein Kopf, meine Erinnerung und mein Gefühl für eine Richtung.

Ich fragte einen Passanten, der mir freundlich den Weg erklärte. Ich hörte ihm zu und wiederholte die Straßennamen in meinem Kopf.

Und dann fuhr ich los. Es dauerte länger. Ich machte einen Umweg und kam später nach Hause, als ich es geplant hatte. Vielleicht hatte ich zwanzig Minuten verloren, vielleicht aber auch dreißig. Aber ich hatte an diesem Tag keine vier Stunden auf einen Bildschirm gestarrt. Ich hatte keine Timeline durchgescrollt, keine Nachrichten gecheckt, keine Videos geschaut, die ich nach fünf Minuten wieder vergaß. Ich hatte mich bewegt, hatte Menschen um Hilfe gefragt, hatte mich verlaufen und den Weg wiedergefunden. Ich hatte Zeit verloren und gleichzeitig gewonnen. Denn was sind schon zwanzig Minuten, wenn man dafür vier Stunden zurückbekommt?

Ich möchte mit dieser Geschichte zeigen, dass es für fast jedes Problem eine Lösung gibt. Und auch wenn ein Smartphone mir diese Situationen erleichtert hätte, hat das Lösen der Probleme ohne Smartphone mein Leben doch drastisch verbessert. Weil die kleinen Probleme manchmal nicht so schlimm sind wie das große Ganze.

Es war ein Geräusch, das sich langsam in meinen Alltag einschlich: das mechanische Klacken der Tasten, wenn ich eine Nachricht schrieb. Anfangs war es irritierend – leise, aber kantig und beinahe trotzig. Aber mit der Zeit wurde es vertraut. Es war das Gegenteil eines Touchscreens: keine Geste, sondern ein Impuls.

In der Mensa der Universität, zwischen Gesprächen über Prüfungen, WG-Suche und den neuesten Serien, holte ich mein Handy heraus, um jemandem zu schreiben, dass ich mich wahrscheinlich verspäten würde. Ich tippte langsam, konzentriert, und hielt die Nachrichten so kurz wie möglich, weil meine Hand bei mehr als zwei Sätzen anfing zu verkrampfen. Am Tisch wurde es kurz still.

„Was ist das denn?", fragte mich ein Kommilitone mit einem Hoodie, auf dem ein QR-Code aufgedruckt war.

„Mein Handy", sagte ich.

Er beugte sich vor. „Das funktioniert noch?“

„Klar“, sagte ich.

Ein Mädchen neben ihm lachte. „Ich glaub, ich habe das letzte Mal eine SMS geschrieben, als ich zwölf war.“

„Ich auch“, sagte ich. „Und jetzt wieder.“

Sie sah mich an, irgendwie nachdenklich. „Und das reicht dir?“

„Für das, was ich brauche, ja.“

Es war ein Satz, den ich häufiger sagte. Und jedes Mal klang er ein bisschen anders – je nachdem, wer fragte, wie sie fragten, und was sie eigentlich wissen wollten. Denn oft ging es gar nicht um das Gerät. Es ging um die Entscheidung dahinter. Um die Frage, ob man wirklich aussteigen kann, ohne abgehängt zu werden. Um eine Entscheidung, die man nicht für jetzt, sondern für seine Zukunft trifft.

Ein paar Tage später saß ich in der Straßenbahn neben einem Mann, der gleichzeitig telefonierte, tippte und an einer E-Zigarette zog. Ich nahm mein Handy aus der Tasche, und er sah kurz auf.

„Retro“, sagte er, und man merkte, dass er dabei versuchte, cool zu klingen.

Ich nickte.

„Ist das Absicht?“, fragte er.

„Ja.“

Er zog an seiner Zigarette und sah wieder auf sein Display. „Mutig.“

Ich wusste nicht, ob es Mut war. Vielleicht eher Müdigkeit, oder Sehnsucht. Oder einfach der Wunsch, wieder selbst zu entscheiden, was ich mit meiner Zeit anfange.

Eine ältere Frau hatte das Gespräch mitbekommen. Sie blickte auf mein Handy, als ich es in die Tasche steckte, und lächelte. „So eins hatte ich auch mal. Damals war das neu."

„Jetzt ist es wieder neu", sagte ich.

Sie lachte. „Vielleicht kommt das ja alles wieder."

„Vielleicht ist es nie ganz weggegangen."

Wir sprachen eine Weile, über Telefone mit Wählscheibe, über Briefe und über das Gefühl, auf etwas zu warten, das nicht sofort kommt. Es war ein Gespräch, das ich ohne mein Tastenhandy nie geführt hätte. Dabei ging es gar nicht um das Thema selbst oder um das Schwelgen in Erinnerungen von früher. Es ging um das Gespräch.

Natürlich gab es auch andere Reaktionen. Menschen, die mich ansahen, als wäre ich aus Versehen in die Gegenwart gestolpert. Die fragten, ob ich mein Smartphone verloren hätte, ob ich gesperrt worden sei oder ob ich ein Experiment mache. Ich erklärte es manchmal, manchmal auch nicht. Denn irgendwann merkte ich: Ich habe diese Entscheidung nicht für andere getroffen, nur für mich.

Und ja, ich verpasste Dinge. Ich bekam keine Push-Benachrichtigungen, keine spontanen Einladungen über Gruppenchats, keine Updates in Echtzeit. Ich kam später zu Treffen, weil ich den Ort nicht live nachschlagen konnte. Ich stand vor verschlossenen Türen, weil sich die Uhrzeit in einem Gruppenchat geändert und ich es nicht mitbekommen hatte. Ich verlor Zeit. Aber ich gewann etwas anderes. Denn während ich mich verirrte, wartete und fragte, lernte ich, wieder Teil der Welt zu sein – als Mensch.

Ich verpasste einen Bus, weil ich die Abfahrtszeit nicht gecheckt hatte. Ich saß auf einer Bank, sah den nächsten Bus erst in zwanzig Minuten kommen, und dachte: Das ist ärgerlich. Aber dann dachte ich wieder: Ich habe heute keine vier Stunden auf einen Bildschirm gestarrt.

Ich schrieb auch weniger. Weil das Schreiben auf dem Tastenhandy eine andere Art von Aufwand bedeutete. Schnelle Updates, flüchtige Reaktionen oder kurze „Guck mal das Video an"-Nachrichten, die man im Gehen tippen konnte, ohne nachdenken zu müssen, waren nicht mehr möglich. Jede Nachricht brauchte Zeit. Und weil sie Zeit brauchte, überlegte ich bei jeder einzelnen, ob sie nötig war.

Ich begann, öfter zu telefonieren.

Es war einfacher, als sich durch Menüs zu klicken, die Zeichen auf den Tasten zu zählen oder Fehler zu korrigieren. Und irgendwann merkte ich, dass ich nicht nur effizienter kommunizierte, sondern ehrlicher. Ich hörte wieder Stimmen. Echte Stimmen, mit Pausen, mit Atmen, mit Lachen, das nicht durch Emojis ersetzt wurde. Ich sprach mit meinem Vater, mit einem alten Freund und mit einer Kommilitonin, die mir einmal sagte: „Ich habe vergessen, dass man ja auch telefonieren kann."

Es war ein seltsamer Satz. Denn manchmal vergisst man, dass Menschen Stimmen haben. Dass sie nicht nur schreiben, sondern auch sprechen. Und dass in einer Stimme mehr Nähe liegt als in hundert Nachrichten.

Natürlich verlor ich auch Kontakte. Die, die sich über schnelle Kommunikation definierten. Die, deren Beziehung zu mir aus Likes und kurzen Chats bestand. Die, die mir schrieben, wenn ich etwas postete, aber nicht, wenn ich einfach nur da war. Es gab keinen Streit. Es war einfach ein langsames Verschwinden. Wie Nebel, der sich auflöst, wenn die Sonne kommt.

Aber andere Beziehungen wurden dafür stärker. Ich traf Menschen, die mir wirklich zuhörten. Die mich anriefen, weil sie wissen wollten, wie es mir geht – nicht, weil sie eine Story von mir gesehen hatten. Ich sprach länger, bewusster und mit mehr Raum für Gedanken, die nicht in Zeichenketten gepresst wurden.

Es gab Tage, an denen ich niemandem schrieb. Nicht, weil ich niemanden sehen wollte. Ich hatte einfach nicht das Bedürfnis, mich zu melden. Ich wollte niemandem schreiben, nur um eine Antwort auf meinem Bildschirm zu sehen, die mir das Gefühl von Wertschätzung geben sollte. Ich wartete, bis ich wirklich etwas sagen wollte. Und wenn ich etwas sagen wollte, dann rief ich an. Und wenn ich nicht durchkam, wartete ich. Ich lernte, dass Stille nicht immer ein Zeichen von Distanz ist. Manchmal ist sie einfach nur Raum.

Und irgendwann hatte ich auch gemerkt, dass ich für etwas bezahlte, das ich nicht mehr nutzte. Mein Mobilfunkvertrag war ein Relikt aus der Zeit, in der ich dachte, dass ich immer online sein muss – mit beinahe unbegrenztem Datenvolumen, mit Streaming in HD und mit der Möglichkeit, jederzeit alles zu tun, was man vielleicht tun wollte. Jetzt war ich offline.

Also rief ich bei meinem Anbieter an.

„Dürfen wir dieses Gespräch zu Servicezwecken aufzeichnen?"

Die Warteschleife spielte ein Lied, das sich anhörte wie ein Versuch, Geduld zu vertonen. Nach sieben Minuten meldete sich ein Mann, mit einer Stimme, die klang, als hätte sie schon tausendmal erklärt, warum das Netz gerade überlastet ist.

„Was kann ich für Sie tun?", fragte er.

„Ich würde gern mein Datenvolumen reduzieren."

Es entstand eine Pause. Keine technische, eine menschliche. „Reduzieren?", wiederholte er.

„Ja. Ich nutze es nicht mehr. Ich brauche bloß SMS und Telefonie."

„Nicht mehr?"

Eine weitere Pause. Dann ein Lachen, das nicht spöttisch, aber überrascht klang. „Das höre ich selten."

„Ich weiß."

Er begann, mir Angebote zu machen. Günstigere Tarife mit schnellerem Internet. Aktionen, bei denen man mehr bekommt, aber weniger zahlt. Ich hörte zu, ließ ihn reden, und sagte dann: „Ich brauche kein schnelleres Internet, ich brauche weniger."

Er wurde still. Dann sagte er etwas, das klang, als wollte er es seit Jahren loswerden: „Wissen Sie, ich arbeite seit zwanzig Jahren hier und früher war das ganz anders."

Ich lehnte mich zurück und hörte zu.

„Als wir angefangen haben, mobiles Internet zu verkaufen, wollten die Leute das nicht. Sie haben gefragt: Warum sollte ich unterwegs meine E-Mails lesen? Warum sollte ich mir Stress machen, wenn ich doch zu Hause in Ruhe antworten kann? Wenn man unterwegs ist, ist man beschäftigt mit dem Unterwegssein."

Ich nickte, bis ich realisierte, dass ich telefoniere und er mich nicht sehen kann.

„Heute", fuhr er fort, „wollen alle nur noch mehr. Mehr Gigabyte, mehr Geschwindigkeit, mehr Freiheit. Wenn man 30 Gigabyte im Monat hat, scrollt man an der Bushaltestelle, im Aufzug, auf dem Klo. Man ist nie wirklich da, wo man gerade ist." Er hielt kurz inne.

„Doch wenn man nur ein paar Gigabyte hat, dann überlegt man, wie man sie nutzt. Dann fragt man sich: Lohnt es sich jetzt wirklich, fünf Minuten lang auf TikTok zu scrollen? Oder bekomme ich gleich die SMS, dass 80 Prozent meines Datenvolumens verbraucht sind?"

Ich lächelte. „Vielleicht ist das gar nicht so schlecht."

„Vielleicht nicht", sagte er. „Aber die meisten wollen nicht überlegen. Die wollen einfach machen."

Dann sagte er: „Ich kann Ihnen einen Prepaid-Tarif mit 3 Gigabyte anbieten, das ist das kleinste Paket, das wir haben. Ohne Datenvolumen gibt es heutzutage nichts mehr. Es kostet fast nichts und SMS sowie Telefonie sind kostenlos dabei."

„Perfekt."

„Sind Sie sicher?"

„Ja."

„Dann sind Sie der Erste heute."

Ich bedankte mich, legte auf und saß noch eine Weile da.

Und auch wenn ich in meinem Leben schon vieles ausprobiert habe (bis auf Muscheln, die sehen immer noch eher unappetitlich aus), war das wohl eine der interessantesten und wertvollsten Erfahrungen, die ich gemacht habe. Heute, im Jahr 2025, nutze ich immer noch das gleiche Tastenhandy, das ich damals aus der Schublade geholt habe. Damit bin ich nicht mehr allein.

Über die letzten Jahre gibt es eine regelrechte Bewegung von Menschen, die sich gegen ein Smartphone entscheiden. Unter anderem auch der Ministerpräsident der Niederlande. Und ich glaube, wenn mehr Menschen diesen Schritt wagen würden, wäre die Welt vielleicht nicht unbedingt technologisch fortschrittlich, aber sie wäre mit Sicherheit ein besserer Ort, an dem „smart" wieder ein Attribut für eine Person und nicht ein Gerät ist.

Natürlich muss niemand sein Smartphone gleich wegschmeißen. Viele können sich sowas heutzutage auch gar nicht leisten (und das ist meiner Meinung nach ein riesiges Problem. Wenn das Smartphone zum Muss wird und Digitalzwang real ist, wie weit gehen wir damit?)

Es geht vielmehr darum, nicht sofort den Gedanken abzulehnen, sich von der Überflutung an Apps und ständiger Erreichbarkeit zu lösen. Wenn man sich bewusst für ein simpleres, entschleunigteres

Gerät entscheidet, muss man das nicht als Rückschritt sehen. Es kann sogar eine echte Bereicherung für das eigene Leben sein.

Das kann einerseits heißen, sich ein altes Tastenhandy zuzulegen, andererseits kann es auch heißen, sich selbst zu versprechen, sein altes Smartphone so lange zu nutzen, bis es kaputt geht.

Denn der schlechte Akku und der langsame Chip zwingen einen indirekt, weniger Zeit daran zu verbringen. Auch ein hybrides Modell scheint bei einigen zu funktionieren: Ein altes Handy für unterwegs und ein Smartphone für die Dinge, die man ohne nicht lösen kann.

Die Illusion der produktiven Nutzung

Produktivität bedeutet nicht, ständig nach Wegen zu suchen, Technik sinnvoll zu nutzen. Es bedeutet, die richtigen Momente zu erkennen, in denen du sie tatsächlich brauchst.

Im Frühjahr 2021 saß ich zu Hause an meinem Schreibtisch und hatte eine Videokonferenz. Die Schulen waren geschlossen und mein Traum war in Erfüllung gegangen. Einige Tage nach der Schulschließung hätte ich eigentlich eine Klausur schreiben sollen, auf die ich nicht vorbereitet war, und schon ein paar Wochen vorher hatte ich darauf gehofft, dass diese wegen Corona ausfällt. Und so kam es dazu, dass mein damals wahrscheinlich größter Traum in Erfüllung ging: Schulschließung.

Aber was ich nicht dachte, war, dass sich mein Traum in einen Albtraum entwickeln würde. Umfragen zeigen, dass sich während des Lockdowns die Bildschirmzeit unter Jugendlichen deutlich erhöhte. Das war auch nicht anders zu erwarten, wenn man den ganzen Tag zu Hause bleiben sollte und mindestens 6 Stunden vor einem Bildschirm schon für die Schule reserviert waren. Im Hintergrund lief die Videokonferenz und mein Laptop ging langsam leer. Ich hatte zu dem Zeitpunkt bereits seit zwei Stunden auf meinen Bildschirm gestarrt und versucht, meinem Lehrer dabei zuzuhören, wie er uns in einer so außergewöhnlichen Situation die Physik hinter Induktion erklärte.

Ich saß – oder hing eher – über meinem Schreibtisch und kämpfte mit dem zu kurzen Ladekabel. Als der Akku endgültig leer ging, klingelte mein Handy. Ein Freund rief an und fragte, ob ich mit ihm und ein paar anderen ein neues Videospiel ausprobieren wollte. Ich schaute auf die Uhr, die Videokonferenz sollte noch eine halbe Stunde gehen. Ich steckte das Stromkabel an den Laptop und startete, ohne wirklich nachzudenken, ein Videospiel und sah, dass fast alle meiner Klassenkameraden online waren. Nach der Konferenz wusste ich nicht mehr als vorher und damit war ich aber nicht der einzige.

Ungefähr ein Jahr später, ich war jetzt 16, ging ich wieder in die Schule und bekam die Auswirkungen des Onlineunterrichts zu spüren. Einerseits hatte ich eine Wissenslücke von über einem Schuljahr, die in ein paar Wochen in Klausuren abgefragt werden sollte, andererseits merkte ich auch das Ausmaß des Smartphone-Konsums in der Schule, als ich mich umsah. Klar, während dem Unterricht konnte man nicht am Handy scrollen, aber die Pausen, der Weg von der Schule nach Hause oder die restliche Zeit verbrachten wir am Smartphone. Wenn ich jetzt so darüber nachdenke, war es schon ein komischer Anblick: 15 Schüler, ungefähr 16 Jahre alt, sitzen in einem Raum und reden kein Wort miteinander, weil sie so in ihre Handys vertieft sind und warten, bis der Unterricht anfängt.

Es hat nicht lange gedauert, bis das Scroll-Problem auch in den Unterricht wanderte. Während des Lockdowns hatte man uns Arbeitsblätter als PDF zugeschickt. Daran hatten sich die meisten auch gewöhnt, nachdem die Schulen schon längst wieder geöffnet waren. So durften wir unsere Smartphones auch während des Unterrichts nutzen, um diese Blätter zu lesen. Wie gut das ging, kannst du dir vorstellen.

Auch iPads kamen als Papierersatz zum Einsatz. Gesprochen wurde von den vielen Vorteilen: keine losen Blätter, keine schweren Schulranzen, zukunftsorientiertes Arbeiten. Das musste ich natürlich auch ausprobieren. Jeder Schüler, der sich kein eigenes Tablet kaufen konnte oder wollte, konnte sich eins von der Schule ausleihen. Es war fast, als ob wir nur nach Möglichkeiten suchten, etwas digital statt analog zu bearbeiten – auch wenn es manchmal keinen Sinn ergab. Das war wahrscheinlich die unproduktivste Zeit, die ich je in der Schule verbracht hatte – mit dauerhafter Ablenkung.

Aber wenn du dich gegen eine digitale Lösung und für etwas Analoges entscheidest, dann hat das auf andere Weise Auswirkungen auf deine Produktivität.

Als ich kurz vor dem Abitur mein Smartphone durch ein Tastenhandy ersetzt habe, habe ich angefangen, mehr Bücher zu lesen oder Dinge in Wörterbüchern nachzuschlagen. Das war nach heutigen Maßstäben nicht unbedingt „effizienter", aber es war etwas, das ich mal wieder ausprobieren wollte. Ich saß dann vor meinem Schreibtisch und habe – mal wieder viel zu kurzfristig – angefangen für meine Abiturklausuren zu lernen. Statt mir Zusammenfassungen verschiedener Epochen oder Jahrhunderte aus dem Internet anzusehen, habe ich Bücher über genau diese gelesen. Es war nicht schneller, aber effektiver. Ich begann nicht nur das mindeste, wie die Jahreszahl des Kriegsbeginns, zu lesen und zu kopieren, sondern verstand den Kontext drumherum. In einem Buch und Fließtext findet man nicht nur die Informationen, die man braucht, sondern auch welche, die einem helfen zu verstehen. Ich begann auch englische Wörter in einem viel zu dicken Wörterbuch nachzuschlagen, anstatt mal eben die Übersetzung im Internet nachzuschauen. Das Resultat daraus war, dass ich mir auch noch am nächsten Morgen merken konnte, was das Wort bedeutet und nicht nur für den kurzen Augenblick, in dem ich es „gebraucht" habe. Dieser extra Aufwand hat dafür gesorgt, dass ich mich mehr mit dem eigentlichen Inhalt auseinandergesetzt habe und Dinge nicht nur gelernt, sondern verstanden habe.

Wir neigen dazu, uns immer nur die Informationen rauszusuchen, die wir gerade im Moment zu brauchen scheinen. Wir wollen Stichpunkte, Zusammenfassungen und lassen uns von Künstlicher Intelligenz erklären, was aus einem Text jetzt wichtig ist und was nicht.

Die Forschung zeigt auch, dass wir beim Lesen auf einem Bildschirm eher dazu neigen, den Text zu überfliegen und uns die „wichtigsten" Informationen rauszusuchen. Lesen wir hingegen einen gedruckten Text auf Papier, bekommen wir ein tieferes Verständnis von dem, was wir lesen. Der Text ist derselbe, nur einmal gedruckt und einmal digital.

Dasselbe gilt für das Schreiben auf Papier: Zu Beginn meines Studiums habe ich die ersten Wochen auf einem Laptop mitgeschrieben und gelernt. Nicht, weil ich das selbst als die beste Lösung angesehen habe, sondern weil alle das so gemacht haben. Das Problem dabei ist, dass der Laptop wieder viel mehr Möglichkeiten zur Ablenkung bietet. Und auch wenn man sich diszipliniert, sich zu konzentrieren – irgendwann wird es diese eine Vorlesung geben, die so langweilig ist, dass man nicht anders kann als ein weiteres Fenster zu öffnen.

Dass digitales Arbeiten produktiver ist, ist eine Illusion. Denn die Maßstäbe für Produktivität sind völlig falsch gesetzt. Wir gehen bei Produktivität von minimalen Arbeitsschritten, Multitasking und schnellem Arbeiten aus. Aber sollte man Produktivität nicht nach dem realistischsten Szenario bemessen?

Natürlich gibt es auch Situationen, in denen es deutlich mehr Sinn macht, etwas digital zu erledigen. Diesen Text zum Beispiel schreibe ich auf einem Computer. Ich könnte mir auch eine alte Schreibmaschine besorgen, ihn dort schreiben und per Post an den Verlag senden und dieser müsste ihn dann sowieso wieder digitalisieren.

Aber aus genau diesem Grund sollte man immer abwägen, was jetzt die sinnvollere Lösung ist und dabei alle Faktoren mit einbeziehen – nicht nur Bequemlichkeit.

Ablenkung

September 2022

Ich saß an meinem Schreibtisch, das Mathebuch seit zwei Wochen auf derselben Seite aufgeschlagen. Seite 159. Wahrscheinlichkeitsrechnung. Ich hatte mir vorgenommen, heute endlich mal wieder richtig zu lernen. So richtig konzentriert, ohne Ablenkung, ohne Handy und ohne dieses ständige Gefühl, dass ich irgendetwas verpasse, wenn ich nicht alle drei Minuten auf mein Display schaue. Ich hatte sogar mein Handy in den Flugmodus geschaltet und es in die Schublade gelegt. Fünf Minuten später saß ich auf der Couch, das Handy wieder in der Hand, und hatte TikTok geöffnet. Irgendein Video von einem Typen schien auf, der erklärte, wie man in drei Schritten zum Millionär wird. Ich weiß nicht einmal mehr, wie ich da hingekommen bin. Ich weiß nur, dass ich plötzlich wieder da war. In diesem Zustand, in dem man denkt, man tut etwas Sinnvolles, aber eigentlich verbrennt man nur kostbare Zeit. Ich habe mir eingeredet, dass dieses Video ja „inspirierend" sei, dass ich dabei etwas lerne und mich weiterbilde. Aber in Wahrheit war es nur eine weitere Ausrede. Eine weitere Illusion.

Ich glaube, das ist das Gefährlichste an diesen Geräten. Der springende Punkt ist nicht, dass sie uns ablenken und uns Zeit rauben. Es ist das Gefühl, das sie uns geben. Wir denken, wir wären produktiver – dabei sind wir eigentlich nur beschäftigt. Smartphones gaukeln uns vor, wir würden etwas tun, das uns weiterbringt, während wir in Wirklichkeit auf der Stelle treten, oder schlimmer: rückwärts gehen.

Ich erinnere mich an die Zeit, als ich mein erstes Smartphone bekommen habe. Ich habe es kaum benutzt. Es lag meistens irgendwo in meiner Tasche, zwischen Pausenbroten und zerknüllten Arbeitsblättern. Ich habe „Clash Royale" auf dem Pausenhof gespielt, vielleicht mal ein Video über ein Thema aus der Schule geschaut und sogar etwas dabei gelernt – aber das war's. Ich habe meine Nachmittage draußen verbracht, mit Freunden, dem Cityroller und Fußball. Mit echten Gesprächen und dem echten Leben.

Dann kam Social Media: Instagram, Twitter, Snapchat und später TikTok. Plötzlich war ich nicht mehr draußen oder bei meinen Freunden. Plötzlich war ich in einer Welt voller Bilder, Videos und Informationen, aber ohne Tiefe, Verbindungen und Bedeutung.

Ich habe mir eingeredet, dass ich das alles brauche und dass es nun mal dazugehört. Ich dachte, dass ich sonst den Anschluss verliere und nicht mehr mitreden kann. Und ich habe es geglaubt. Ich habe geglaubt, dass ich produktiv bin, wenn ich mir Motivationsvideos anschaue. Ich habe geglaubt, dass ich etwas lerne, wenn ich mir 30-Sekunden-Clips über Business-Tipps ansehe. Ich habe geglaubt, dass ich mich weiterentwickle, wenn ich Podcasts höre, während ich durch Instagram scrolle. Aber das war alles nur Fassade. Nur ein schöner Anstrich für etwas, das innen drin längst hohl war.

Ich war ambitioniert, hatte Träume und wollte etwas aufbauen. Ich wollte ein Buch schreiben und irgendetwas tun, das mich erfüllt. Irgendetwas, das mir das Gefühl gibt, dass mein Leben einen Sinn hat. Aber ich war auch faul. Zumindest dachte ich das. Eigentlich war es die Überstimulation, die mir meine Motivation gestohlen hat. Das Gefühl kennst du bestimmt auch: Du weißt, was du tun müsstest, und du weißt, was du alles erreichen könntest. Aber du tust es nicht. Weil du dich selbst sabotierst, weil du dich selbst belügst und weil du dir einredest, dass du morgen einfach „doppelt so viel machst".

Aber genau das passiert nie. Denn am nächsten Tag machst du wieder nichts – und dann fühlst du dich noch schlechter. Und weil du dich schlecht fühlst, greifst du wieder zum Handy. Und weil du wieder zum Handy greifst, fühlst du dich noch schlechter. Ein Teufelskreis.

Jedes Mal, wenn du beim Arbeiten kurz auf dein Handy schaust, braucht dein Gehirn bis zu 23 Minuten, um wieder in den gleichen Fokuszustand zu kommen wie zuvor.[34] 23 Minuten. Für einen Blick. Für eine Push-Nachricht. Für ein Nur-mal-eben-kurz-Schauen, das uns schlussendlich fast eine halbe Stunde Fokus wegnimmt, selbst wenn wir das Handy schon wieder weggelegt haben. Es ist, als ob du in deinem Auto sitzt und gerade auf die richtige Geschwindigkeit beschleunigt hast, nur um auf einmal abrupt abzubremsen und wieder zu beschleunigen. Nur dass das Beschleunigen dich jedes Mal 23 Minuten kostet. Und das passiert nicht einmal am Tag. Es passiert ständig. Und jedes Mal verlierst du den Fokus.

Ich weiß nicht, wann genau es angefangen hat, aber irgendwann habe ich mir angewöhnt, in der Bahn meine Mails zu checken. Ich saß da, zwischen fremden Menschen, das Gesicht leicht zur Seite gedreht, damit niemand auf mein Display sehen konnte, und ich habe mir eingeredet, dass ich gerade etwas Sinnvolles tue. Ich habe mir eingeredet, dass ich meine Zeit nutze, um effizienter und produktiver zu sein. Ich habe mir eingeredet, dass ich der Typ bin, der seine Zeit im Griff hat, keine Minute verschwendet und immer einen Schritt voraus ist.

Aber ich war nicht voraus oder effizient. Eigentlich war ich einfach nur abgelenkt, nur beschäftigt. Und das ist ein großer Unterschied, den ich lange nicht verstanden habe.

---

[34] RWTH Aachen University. (2021, September 27). *Abgelenkt: Unterbrechungen, Lärm und Aufmerksamkeit anziehende Dinge*. RWTH Aachen Elektrotechnik Blog.

Es fühlt sich gut an, wenn man Dinge tut. Wenn man klickt, scrollt, antwortet oder organisiert. Es fühlt sich wie Fortschritt an – aber es ist keiner. Es ist Bewegung ohne Richtung. Denn wenn man seine Notizen in einer App mit tausenden Features macht und ein Blatt Papier dagegen wie nichts wirkt, oder man seinen Kalender digital organisiert und Meeting-Einladungen verschickt, während man sich wichtig fühlt, und wenn man für alles im Leben eine App hat, die das Leben produktiver machen sollte – dann hat man nicht verstanden, worum es eigentlich geht.

Ich habe mir eingeredet, dass ich multitasken kann. Ich dachte, dass ich gleichzeitig lernen und Musik hören oder schreiben und Nachrichten beantworten kann. Ich wollte gleichzeitig kreativ, produktiv und erreichbar sein. Aber das war nicht möglich. Es war eine Lüge, die ich mir so oft erzählt hatte, dass ich sie geglaubt habe.

Fakt ist nämlich, dass unser Gehirn gar nicht wirklich multitasken kann (ja, selbst gleichzeitig bügeln und fernsehen geht nicht gleichzeitig mit vollem Fokus). Stattdessen springt es ständig zwischen Aufgaben hin und her. Und dieser ständige Wechsel kostet Energie und Konzentration.[35] Und ich habe mich gefragt, wie oft ich mich am Tag ablenken lasse. Wie oft ich aufs Handy schaue. Wie oft ich zwischen Tabs wechsle. Die Frage haben wir bereits beantwortet. Zur Erinnerung: ungefähr 80 Mal am Tag. Frag dich, wie viel Zeit du wirklich verlierst. Nicht nur Minuten. Nicht nur Stunden. Sondern Jahre. Wie viel Lebenszeit, Aufmerksamkeit und Präsenz sind dadurch schon verlorengegangen?

Ich habe mir eingeredet, dass ich ja „nur kurz" geschaut habe. Dass ich ja „nur kurz" geantwortet habe. Aber dieses „nur kurz" war der

---

[35] Rubinstein, J. S., Meyer, D. E., & Evans, J. E. (2001). Executive control of cognitive processes in task switching. *Journal of Experimental Psychology: Human Perception and Performance, 27*(4), 763–797.

Anfang vom Ende. Es war der Moment, in dem ich den Fokus verloren habe.

Ich glaube, das ist das, was wir am meisten unterschätzen: Einerseits die Zeit, die wir am Handy verbringen und andererseits die Zeit, die wir verlieren, weil wir nicht mehr richtig in unsere eigentlichen Aufgaben eintauchen können. Weil wir nicht mehr richtig denken. Ich habe mich oft gefragt, warum ich mich so leer fühle, obwohl ich den ganzen Tag „etwas getan" habe. Warum ich abends so müde bin, obwohl ich kaum etwas geschafft habe. Warum ich mich so rastlos fühle, obwohl ich ständig beschäftigt war.

Ich glaube, die Antwort liegt genau da: In dieser Illusion und diesem Gefühl, dass wir produktiv sind, obwohl wir es nicht sind. In diesem ständigen Hin und Her und diesem Multitasking, das uns langsam auffrisst.

Und genau da liegt das Problem: Ich habe mir vorgemacht, dass ich mit dem übermäßigen Handykonsum mehr aus meinem Tag heraushole. Aber was ich nicht verstanden habe, ist, dass mein Gehirn nicht unendlich lange auf Hochtouren funktioniert und dass es nicht alles gleichzeitig verarbeiten kann, ohne dabei Energie zu verlieren. Ich habe nicht verstanden, dass ich morgens mit einem begrenzten Vorrat aufwache. Sagen wir, ich starte am Morgen mit 100 %. Und alles, was ich tue, zieht mir davon etwas ab.

Allein den Wecker am Handy auszustellen, raubt mir minus 1 %. Die erste Nachricht, die ich beantworte – minus 3 %. Das Scrollen durch TikTok, auch wenn es nur zehn Minuten sind – minus 10 %. Die Mails, die ich in der Bahn checke – minus 5 %. Der Podcast, den ich nebenbei höre, während ich versuche, mich auf den Weg zu konzentrieren – nochmal minus 4 %. Und so geht es weiter. Jede kleine Handlung, die ich mir selbst als „produktiv" verkaufe, kostet mich etwas. Nicht Zeit, sondern Energie. Und das ist der Punkt, den ich lange nicht begriffen habe.

Denn wenn ich dann abends nach Hause komme und mich endlich an mein Projekt setze – an etwas, das mir wirklich wichtig ist – dann merke ich, dass ich nicht mehr kann. Mein Problem ist dann nicht die fehlende Zeit. Es ist die fehlende Energie. Ich sitze da, will schreiben, will denken, will etwas erschaffen, aber mein Kopf ist leer. Ich bin bei 50 % meiner Reserven angelangt, vielleicht sogar weniger. Das Projekt, das ich mir vorgenommen habe, braucht jedoch 60 %.

Du kennst dieses Gefühl wahrscheinlich selbst. Du sitzt vor einer Aufgabe und ab und zu schaust du nur kurz auf dein Smartphone. Und die Aufgabe, die vorher so machbar erschien, ist unmöglich geworden. Das waren die letzten Prozente, die du gebraucht hättest. Ich dachte, dass ich jede freie Minute optimal nutze. Aber ich habe mich nie gefragt, ob ich mir damit nicht genau das raube, was ich später brauche. Denn Effizienz heißt nicht, alles gleichzeitig zu machen. Effizienz heißt, die richtigen Dinge zur richtigen Zeit zu tun – und den Rest einfach mal sein zu lassen.

Wie du dich selbst belügst

Vor einigen Wochen sprach ich in einem Videotelefonat mit Janis (23), einem Mitarbeiter einer Social-Media-Agentur aus Lettland. Sein Beruf ist es, sich um die Social-Media-Accounts seiner Kunden zu kümmern. Instagram und TikTok waren ständig Begleiter seines Lebens. Beruflich und privat. Eigentlich wollte er diese Apps privat nicht mehr nutzen, aber durch seine Arbeit war er gezwungen, sie auf seinem Smartphone zu behalten – was es leichter machte, in seiner Freizeit auf eine der beiden Apps zu klicken.

Er berichtete mir, dass er keinen Ausweg sah und sogar über einen Jobwechsel nachgedacht hatte. Während seiner Arbeit schaute er die ganze Zeit auf einen Bildschirm und auch privat schien er davon nicht wegzukommen. Einige Monate ging das so, bis er sich entschied, die Apps auf ein separates Arbeitsgerät zu verschieben.

Ich erzähle dir diese Geschichte aus zwei Gründen.

Ich hätte dir auch genauso gut von Jonas (47) aus Deutschland, ebenfalls Mitarbeiter einer Social-Media-Agentur, erzählen können. Das habe ich aber bewusst nicht getan, um dir zu zeigen, dass das ein Problem ist, das Menschen auf der ganzen Welt und in jeder Altersgruppe haben. Egal, ob es jemand aus Lettland oder Deutschland, aus den USA, Japan oder Marokko ist: Wir alle haben dasselbe Problem. Wir leben in einer Welt, in der Digitalisierung nur als Fortschritt gesehen wird und keiner einen Gedanken an die Nachteile verschwenden will. Was wir nicht bedenken, ist, dass Digitalisierung, zumindest wie wir sie heute erleben, nicht nur Vorteile mit sich bringt. Technik möchte ich nicht ablehnen. Ohne hätte ich nie die Möglichkeit gehabt, mit Janis zu sprechen. Aber ohne hätte ich auch keinen Grund dazu.

Aber es gibt auch noch einen zweiten, viel wichtigeren Grund für diese Geschichte.

Für viele wäre der Satz „Ich brauche Social Media für meine Arbeit" ein guter Grund gewesen, um weiter so zu leben. Für Janis nicht. Er hat, wie viele, das Problem erkannt und eine Lösung gefunden.

Wenn ich mit Menschen spreche, die jedes Wochenende feiern gehen und sich dabei betrinken, bekomme ich immer drei Sachen gesagt: Ich weiß, dass das nicht gut für mich ist, aber...

1. ich treffe mich dabei mit Freunden und stärke unsere Verbindung.
2. es ist nur einmal in der Woche, man muss Spaß im Leben haben.
3. ich bin ja nicht süchtig. Wenn ich will, dann höre ich damit auf.

Bei Menschen, die sich nicht von ihren Scroll-Gewohnheiten trennen können, kommt folgendes:

1. Instagram ist die App, mit der ich Kontakt zu meinen Freunden habe.
2. Ich versuche es einzugrenzen, aber maßvoller Konsum ist doch okay.
3. Wenn ich unbedingt will, dann kann ich auch mal einen Tag ohne mein Smartphone auskommen, nur warum sollte ich?

Es gibt gute Gründe, um bestimmte Apps oder Accounts zu behalten. Das möchte ich nicht abstreiten. Aber es ist schwer, sich einzugestehen, dass diese Gründe manchmal auf einen selbst nicht zutreffen. Es ist einfach, dieses Buch zuzuklappen und mit seinem normalen

Leben weiterzumachen. Und da glaube ich, ist es wichtig sich selbst zu fragen: Warum ist Social Media überhaupt schlecht?

Zunächst einmal ist es viel einfacher, eine Nachricht zu verschicken, als sich in ein echtes, tiefgründiges Gespräch zu vertiefen. Über Social Media können wir uns schnell und unkompliziert mit anderen verbinden, ohne uns großartig mit den oft unangenehmen Aspekten echter Kommunikation auseinanderzusetzen, wie etwa Missverständnissen, nonverbaler Kommunikation oder dem einfachen „Sich fertig machen" für eine Verabredung.

Echte soziale Interaktion ist eben nicht nur ein Austausch von Informationen, sondern ein komplexer Prozess, der viel mehr erfordert: Aufmerksamkeit, Empathie und vor allem auch die Bereitschaft, sich wirklich auf den anderen einzulassen. Genau diese Aspekte machen Kommunikation menschlich. Und deshalb greifen wir zu Social Media: Es ist bequem und es ist schnell. Aber diese Bequemlichkeit hat ihren Preis. Sie ersetzt nicht die Qualität und Tiefe echter zwischenmenschlicher Beziehungen.

Das Problem heutzutage ist, dass Social Media-Plattformen immer mehr dazu tendieren, diese flüchtigen, oberflächlichen Interaktionen zu fördern. Mittlerweile hat nahezu jede Plattform „Shorts", also Kurzform-Inhalte: Instagram, TikTok, YouTube, sogar LinkedIn und Spotify bieten solche Formate an. An diesem Punkt sollte man sich fragen, was davon man noch in seinem Leben halten will und ob der soziale Aspekt nicht langsam, aber sicher wegfällt, und es nur noch ein Konsumieren ist.

An alle Eltern

Eigentlich sind wir schon fast am Ende des Buches angelangt. Und auch wenn das Buch sich nicht direkt an Eltern richtet und ich diesem Thema nicht allzu viele Seiten widmen möchte, wurde ich öfter von Eltern nach einer Lösung gefragt, die Angst davor haben, wie sich ihre Kinder entwickeln werden, in einer Welt, in der es normal ist, mit einem iPad im Kinderwagen aufzuwachsen.

Vor ein paar Jahren bin ich mit dem Bus zur Schule gefahren. Ich war vielleicht elf oder zwölf Jahre alt und jeden Tag, wenn ich nach Hause gefahren bin, habe ich einen Jungen aus einer anderen Schule im Bus getroffen. Wir haben dann ab und zu miteinander geredet und er hat angefangen mir zu erklären, wie seine Eltern mit dem Thema Smartphone umgehen. Er hatte strikte Zeiten, in denen er an sein Handy gehen durfte, eine Zeitschaltung beim WLAN und verschiedene Apps, mit denen seine Mutter sehen konnte, wie lange er sein Handy benutzte. Sein Zeitlimit war maximal 30 Minuten pro Tag, außer er musste etwas für die Schule raussuchen. Was meinst du, wie oft er seinen Eltern erzählt hat, dass er sich freiwillig für ein Referat gemeldet hat, damit er dieses ohne Begrenzung auf seinem Smartphone für mehrere Stunden „vorbereiten" konnte?

Ein paar Monate später bin ich mit dem Fahrrad zur Schule gefahren. Das war deutlich angenehmer, weil ich mich dann nicht in einen überfüllten Bus um kurz vor acht setzen musste. Ich habe den Jungen trotzdem jeden Tag gesehen. Zwar nicht mehr im Bus, aber auf einer Bank vor einem Supermarkt in der Nähe, an dem ich vorbeigefahren bin. Dort gab es kostenloses WLAN. Er saß meistens mit gesenktem Kopf da, die Augen auf den Bildschirm gerichtet, und tippte hektisch Nachrichten oder scrollte durch Videos.

Seine Eltern hatten ihm das Handy verboten, nachdem sie herausgefunden hatten, dass er wegen der angeblichen Referate gelogen hatte. Für ihn war das Verbot aber kein Ende, sondern nur ein neuer Anfang. Er hatte Geld gespart, heimlich und über Wochen hinweg. Irgendwann erzählte er mir stolz, dass er sich ein zweites Handy gekauft hatte – ein Gerät, von dem seine Eltern nichts wussten. Von da an war er fast jeden Nachmittag draußen unterwegs. Mal am Supermarkt, mal bei Freunden. Dort spielte er Videospiele, stundenlang, während seine Eltern glaubten, er würde mit Freunden Fußball spielen.

Das Spannende daran war: Je mehr seine Eltern versuchten, Kontrolle auszuüben, desto kreativer wurde er darin, diese Kontrolle zu umgehen. Er entwickelte eine Art Doppelleben. Zuhause der brave Sohn, der angeblich die Regeln akzeptierte, und draußen der Junge, der sich seine Freiheit nahm, egal wie kompliziert es wurde.

Was ich damit sagen will: Verbote allein lösen keine Probleme. Sie können ein Ansatz sein, aber nicht die endgültige Lösung.

Ich denke, es ist gut, seinem Kind so lange wie möglich kein Smartphone zu geben. Nicht, weil Technik grundsätzlich schlecht wäre, sondern weil Kinder zuerst lernen sollten, wie sich echte Abenteuer anfühlen. Auf Bäume klettern, durch den Garten rennen, die neue Jeans mit Grasflecken beschmutzen – das sind Erfahrungen, die kein Bildschirm ersetzen kann. Es ist ein Unterschied, ob man den eigenen Körper spürt, wenn man versucht, den nächsten Ast zu erreichen, oder ob man in einer App wie „Hay Day“ den virtuellen Garten pflegt.

Natürlich klingt das romantisch, fast altmodisch. Aber genau diese Momente prägen ein Kind. Besonders heute bekommen Kinder schon sehr früh ein Smartphone. Und wer keines hat, fällt schnell auf. Kinder können gemein sein – manchmal ohne es zu merken, manchmal aber auch ganz bewusst. Wer kein Smartphone hat, wird ausgeschlossen oder sogar gemobbt.

Das macht es für Eltern unglaublich schwierig, ihrem Kind ein Verbot zu erklären. Denn wie soll man einem Kind klarmachen, dass es besser ist, ohne Smartphone zu leben, wenn doch alle anderen eins haben? Das ist kein individuelles Problem, sondern ein gesellschaftliches. Und genau deshalb lässt es sich allein kaum lösen.

Wichtig ist es daher, ein Vorbild zu sein. Eltern können nicht erwarten, dass ihr Kind weniger Zeit auf TikTok verbringt, wenn sie selbst ständig durch die Videos scrollen. Kinder beobachten, sie ahmen nach. Wenn sie sehen, dass die Erwachsenen selbst nicht loslassen können, dann wirkt jedes Verbot unglaubwürdig.

Aber wenn ein Kind in jungen Jahren erlebt, wie spaßig das Leben ohne Social Media sein kann – ein gemeinsamer Ausflug, ein Brettspiel, ein Abend voller Geschichten – dann hat es etwas zum Vergleichen. Es merkt, dass die Welt außerhalb des Bildschirms nicht langweilig ist, sondern voller Möglichkeiten steckt.

Ich bin noch zu jung für eigene Kinder. Deshalb habe ich mit einigen Eltern darüber gesprochen. Ich wollte verstehen, wie sie mit diesem Thema umgehen, welche Sorgen sie haben und welche Erfahrungen sie gemacht haben. Eines wurde mir dabei klar: Es reicht nicht, dem Kind einfach zu sagen, dass Social Media schlecht ist und die Augen eckig werden, wenn man zu lange auf einen Bildschirm schaut. Das Kind muss den Vorteil von weniger Social Media sehen. Es muss spüren, dass weniger Zeit am Handy bedeutet: mehr Freiheit, mehr echte Erlebnisse, mehr Nähe zu den Menschen, die wirklich wichtig sind.

Wenn Kinder nur denken „Das sagen meine Eltern, weil sie streng sein wollen", dann bleibt es ein Machtkampf. Aber wenn sie selbst den Unterschied erleben, dann wird es zu einer eigenen Entscheidung.

Schlusswort

Normalerweise ist der Schluss ein Ort für motivierende Worte. Ein Text, der den Leser nochmal motivieren soll, jetzt aufzustehen und sein Leben zu verändern.

Aber gerade hier am Schluss muss ich leider sagen, dass wir ein Problem haben, das sich im Gesamten eher verschlechtert als verbessert. Auf einer individuellen Ebene können wir dagegen arbeiten. Wir können uns ein Leben kreieren, indem wir selbst entscheiden, wie wir leben und womit wir unsere Zeit verbringen wollen. Und das ist wichtig. Das sollte jeder von uns tun. Aber in einer Gesellschaft, die immer digitaler wird, ist es auch offensichtlich, dass wir zu einem gewissen Grad vor einem Problem wegrennen, das wir alleine nicht lösen können. Es ist ein Kampf um unsere Aufmerksamkeit. Aber dieser Kampf ist nicht besonders fair. Ich möchte niemandem die Hoffnung nehmen, aber ich denke, dass unsere Zukunft sich mehr und mehr in eine Richtung bewegt, die wir nicht angesteuert haben.

Wir bewegen uns schneller. Nicht nur im übertragenen Sinn. Wir sprechen schneller, wir konsumieren schneller, ja, wir gehen im Schnitt sogar schneller als Menschen vor wenigen Jahrzehnten. Selbst unsere Pausen sind durchgetaktet. Alles muss effizient sein, alles muss perfekt sein. Wenn es nicht effizient ist, dann ist es Zeitverschwendung. Das ist die Logik, die sich durchgesetzt hat. Und sie kommt nicht von ungefähr. Sie ist das Ergebnis einer Welt, die sich immer stärker an digitalen Systemen orientiert. Systeme, die auf Geschwindigkeit, Wachstum und ständiger Verfügbarkeit basieren.

Diese Entwicklung ist nicht nur individuell spürbar, sondern gesellschaftlich sichtbar. Schulen setzen auf Tablets statt auf Bücher, Freundschaften verlagern sich in Chats, Arbeit wird remote, Kommunikation asynchron. Selbst unsere Freizeit ist durchzogen von Bildschirmen. Wir zählen unsere Schritte, messen unseren Schlaf und tracken unsere Ernährung mit Apps. Alles wird digitalisiert, alles wird messbar. Aber was passiert mit dem, was sich nicht messen lässt? Mit Intuition, mit Emotion, mit Menschlichkeit?

Wir müssen uns eingestehen, dass wir es mit einem strukturellen Problem zu tun haben. Einem Problem, das größer ist als der einzelne Mensch. Denn selbst wenn du dich entscheidest, dein Handy öfter wegzulegen, weniger zu scrollen, bewusster zu leben – die Welt um dich herum wird sich nicht direkt mitverändern. Aber genau deswegen ist es deine Verantwortung, dein Leben selbst in die Hand zu nehmen. Du bist nicht schuld an deinem Konsum, aber es ist trotzdem deine Verantwortung, etwas dagegen zu tun, weil es sonst keiner für dich tut. Weil die Welt um dich herum sich nicht verändert, ist es so schwierig, die ersten Schritte zu wagen. Aber am Ende lohnt es sich.

Checklisten

Was stört mich an meinem Konsum? Warum will ich überhaupt etwas verändern?

(Beispiel: verlorene Zeit, fehlende Konzentration, ein bestimmtes Ziel im Leben etc.)

....

....

....

....

....

....

....

....

....

....

....

....

Meine persönlichen Trigger – Wann gehe ich ans Handy?

Beantworte die folgenden Fragen mit „Trifft zu" oder „Trifft nicht zu". Nimm dir Zeit, um dir bewusst zu machen, in welchen Momenten du besonders häufig dein Handy benutzt.

1. Langeweile:
   - Trifft zu
   - Trifft nicht zu
2. Bei Benachrichtigungen (z. B. Push-Nachrichten, E-Mails):
   - Trifft zu
   - Trifft nicht zu
3. Einsamkeit:
   - Trifft zu
   - Trifft nicht zu
4. Stress / Überforderung:
   - Trifft zu
   - Trifft nicht zu
5. In sozialen Situationen (bei einem Treffen, im Wartezimmer):
   - Trifft zu
   - Trifft nicht zu
6. Prokrastination (Aufschieben von Aufgaben):
   - Trifft zu
   - Trifft nicht zu

Warum gehe ich in diesen Situationen ans Smartphone?
(Beispiele: Angst, etwas verpasst zu haben, Reflex, Flucht etc.)

....

....

....

....

....

....

....

....

....

....

Welcher Gedanke kommt mir kurz vorher in den Kopf?
(Beispiele: „Vielleicht hat mir jemand geschrieben?", „Nur kurz" etc.)

....

....

....

....

....

....

....

....

....

....

Welche Apps und Geräte brauche ich? Kann und will ich darauf verzichten?

Trage dir hier alle Geräte und Apps ein, die du täglich nutzt und überlege dir in Ruhe die Vor- und Nachteile, die sie dir bringen.

Geräte / Apps	**Nachteile**	**Vorteile**

Dein Stundenplan

Trage dir hier deine täglichen Aufgaben ein, die du statt der Zeit am Handy machen kannst.

Uhrzeit	**Montag**	**Dienstag**	**Mittwoch**	**Donnerstag**	**Freitag**	**Samstag**	**Dienstag**

Habit Tracker

	Meditation	Kälte	Bewegung	Lesen
1.	☐	☐	☐	☐
2.	☐	☐	☐	☐
3.	☐	☐	☐	☐
4.	☐	☐	☐	☐
5.	☐	☐	☐	☐
6.	☐	☐	☐	☐
7.	☐	☐	☐	☐

Quellenverzeichnis

Alexander, B. K. (2010). Addiction: The view from Rat Park. Bruce K. Alexander. https://www.brucekalexander.com/articles-speeches/rat-park/148-addiction-the-view-from-rat-park

Apple. (1997, June 6). Steve Jobs at WWDC 1997 – Q&A session [Video]. YouTube. https://www.youtube.com/watch?v=yQ16_YxLbB8

Auersperg, C. (2025, April 2). The Psychology of Push: Why 60% of Users Engage More Frequently with Notified Apps. ContextSDK. https://contextsdk.com/blogposts/the-psychology-of-push-why-60-of-users-engage-more-frequently-with-notified-apps.

Bartoli, N., & Benedetto, S. (2022). Driven by notifications – exploring the effects of badge notifications on user experience. PLOS ONE, 17(6), e0270888. https://doi.org/10.1371/journal.pone.0270888

Baumeister, R. F., Bratslavsky, E., Muraven, M., & Tice, D. M. (1998). Ego depletion: Is the active self a limited resource? Journal of Personality and Social Psychology, 74(5), 1252–1265. https://faculty.washington.edu/jdb/345/345%20Articles/Baumeister%20et%20al.%20%281998%29.pdf

Bitkom. (2025). Elternstudie 2025: Kinder und digitale Medien. Bitkom e. V. https://www.bitkom.org/sites/main/files/2025-08/bitkom-pressekonferenz-elternstudie-2025.pdf

Burke, M., Kraut, R., & Williams, D. (2010). What are meaningful social interactions in today's media landscape? A cross-cultural survey. Facebook Research. https://research.facebook.com/publications/what-are-meaningful-social-interactions-in-todays-media-landscape-a-cross-cultural-survey/

Choi, E.-H., Chun, M. Y., Lee, I., Yoo, Y.-G., & Kim, M.-J. (2020). The effect of mind subtraction meditation intervention on smartphone addiction and the psychological wellbeing among adolescents. International Journal of Environmental Research and Public Health, 17(9), 3263. https://pubmed.ncbi.nlm.nih.gov/32392863/

Clear, J. (2019). Die 1%-Methode: Minimale Veränderung, maximale Wirkung. München: Goldmann Verlag. (S. 101)

Deneau, G., Yanagita, T., & Seevers, M. H. (1969). Self-administration of psychoactive substances by the monkey: A measure of psychological dependence. Psychopharmacologia, 16(1), 30–48. https://backend.production.deepblue-documents.lib.umich.edu/server/api/core/bitstreams/110adf75-1776-4ff3-b1d9-d77699965cbe/content

Diary of a CEO. (2022, March 14). How to fix your focus & stop procrastinating: Johann Hari | E114 [Video]. YouTube. https://www.youtube.com/watch?v=kNOX7a7-kwQ

Hieronymus. (ca. 4. Jh.). Epistulae [Briefe]. In J.-P. Migne (Ed.), Patrologia Latina (Vol. 22). Paris: Garnier.

Huberman, A. (2022, May 1). The science & use of cold exposure for health & performance. Huberman Lab. https://www.hubermanlab.com/newsletter/the-science-and-use-of-cold-exposure-for-health-and-performance

Hunt, M. G., Marx, R., Lipson, C., & Young, J. (2018). No more FOMO: Limiting social media decreases loneliness and depression. Journal of Social and Clinical Psychology, 37(10), 751–768. https://doi.org/10.1521/jscp.2018.37.10.751

Jimo AI. (2023, March 15). Why you should know the emotional stages of change. Jimo Blog. https://jimo.ai/blog/why-you-should-know-the-emotional-stages-of-change

Kwon, M., Jung, Y.-C., Lee, D., & Lee, J. (2022). Altered resting-state functional connectivity of the dorsal anterior cingulate cortex with intrinsic brain networks in male problematic smartphone users. Frontiers in Psychiatry, 13, 1008557. https://doi.org/10.3389/fpsyt.2022.1008557

Lewis, P. (2017, October 5). Our minds can be hijacked: The tech insiders who fear a smartphone dystopia. The Guardian. https://www.theguardian.com/technology/2017/oct/05/smartphone-addiction-silicon-valley-dystopia

Lora, S. K., Purba, S. A., Hossain, B., Oriana, T., Seum, A., & Sharmin, S. (2024). Infinite Scrolling, Finite Satisfaction: Exploring User Behavior and Satisfaction on Social Media in Bangladesh. arXiv. https://arxiv.org/html/2408.09601v1

Lungeninformationsdienst. (2017). Ausgangssituation: Rauchfrei – warum ist es so schwer aufzuhören? Helmholtz Zentrum München – Deutsches Forschungszentrum für Gesundheit und Umwelt. https://www.lungeninformationsdienst.de/praevention/tabakentwoehnung/ausgangssituation

Mostauli, A. (2021). Modulation der effektiven Konnektivität zwischen dem dorsalen anterioren cingulären Cortex (dACC) und den bilateralen auditorischen Cortexen durch die manuelle Antwort-Auswahl (Dissertation zur Erlangung des Grades eines Doktors der Medizin). Universität Hamburg. https://ediss.sub.uni-hamburg.de/bitstream/ediss/9438/1/Dissertation%20-%20Arasch%20Mostauli.pdf

Naftulin, J. (2016, July 13). Dscout research: People touch cellphones 2,617 times a day. Business Insider. https://www.businessinsider.com/dscout-research-people-touch-cell-phones-2617-times-a-day-2016-7

Orde, H., & Durner, A. (2025). Grunddaten Jugend und Medien 2025. Internationales Zentralinstitut für das Jugend- und Bildungsfernsehen (IZI). https://izi.br.de/deutsch/Grundddaten_Jugend_Medien.pdf

Przybylski, A. K., & Weinstein, N. (2013). Can you connect with me now? How the presence of mobile communication technology influences face-to-face conversation quality. Journal of Social and Personal Relationships, 30(3), 237–246. https://doi.org/10.1177/0265407512453827

Rosenberger, R. (2015). An experiential account of phantom vibration syndrome. Computers in Human Behavior, 52, 124–131. https://www.sciencedirect.com/science/article/abs/pii/S0747563215003611

Rubinstein, J. S., Meyer, D. E., & Evans, J. E. (2001). Executive control of cognitive processes in task switching. Journal of Experimental Psychology: Human Perception and Performance, 27(4), 763–797. https://doi.org/10.1037/0096-1523.27.4.763

RWTH Aachen University. (2021, September 27). Abgelenkt: Unterbrechungen, Lärm und Aufmerksamkeit anziehende Dinge. RWTH Aachen Elektrotechnik Blog. https://blog.rwth-aachen.de/elektrotechnik/abgelenkt-unterbrechungen-laerm-und-aufmerksamkeit-anziehende-dinge/

Skinner, B. F. (1953). Science and Human Behavior. B. F. Skinner Foundation. https://www.bfskinner.org/newtestsite/wp-content/uploads/2014/02/ScienceHumanBehavior.pdf.

Srámek, P., Simecková, M., Janský, L., Savlíková, J., & Vybíral, S. (2000). Human physiological responses to immersion into water of different temperatures. European Journal of Applied Physiology, 81(5), 436–442. https://pubmed.ncbi.nlm.nih.gov/10751106/

Tagesschau. (2023, Mai 15). OECD-Studie: Kinder verbringen zu viel Zeit vor Bildschirmen. ARD. https://www.tagesschau.de/inland/gesellschaft/oecd-bildschirmzeit-kinder-100.html

Turkle, S. (2012). Verloren unter 100 Freunden: Wie wir in der digitalen Welt seelisch verkümmern (J. Stefanidis, Übers.). München: Riemann Verlag.

Vaish, A., Grossmann, T., & Woodward, A. (2008). Not all emotions are created equal: The negativity bias in social-emotional development. Psychological Bulletin, 134(3), 383–403. https://pmc.ncbi.nlm.nih.gov/articles/PMC3652533/

Wagner, A. D. (2018). Heavy multitaskers have reduced memory. Stanford University. https://news.stanford.edu/stories/2018/10/decade-data-reveals-heavy-multitaskers-reduced-memory-psychologist-says

Weeks, J. R. (1962). Experimental morphine addiction: Method for automatic intravenous injections in unrestrained rats. Science, 138(3537), 143–144. https://psycnet.apa.org/record/1963-02648-001

Wilson, T. D., Reinhard, D. A., Westgate, E. C., Gilbert, D. T., Ellerbeck, N., Hahn, C., ... & Shaked, A. (2014). Just think: The challenges of the disengaged mind. Science, 345(6192), 75–77. https://doi.org/10.1126/science.1250830

Zierer, K., & Team. (2023, September 19). Brain-Drain-Effekt von Smartphones: Meta-Studie bestätigt reduzierte Aufmerksamkeit und Gedächtnisleistung. Universität Augsburg – Pressemitteilung 68/23. https://www.uni-augsburg.de/de/campusleben/neuigkeiten/2023/09/19/brain-drain-effekt-von-smartphones/

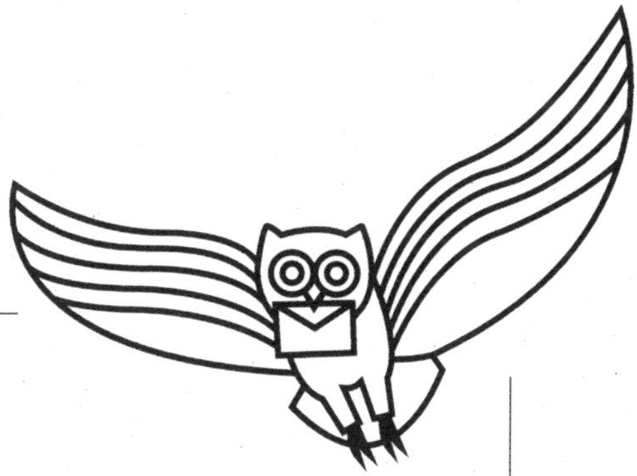

Liebe Leserin, lieber Leser,

hat Ihnen dieses Buch gefallen?
Ihr Feedback, Ihre Anregungen und Ihre Kritik bedeuten uns viel, denn sie helfen uns, unsere Bücher kontinuierlich zu verbessern.

Die Meinung und Zufriedenheit unserer geschätzten Leserinnen und Leser stehen im Mittelpunkt unseres Schaffens. Ihre Gedanken sind uns wichtig.

Zögern Sie daher nicht, uns zu kontaktieren und Ihre Gedanken mit uns zu teilen. Senden Sie uns einfach eine E-Mail an:
feedback@eulogiaverlag.de

Besuchen Sie auch gern unsere Verlagsseite und entdecken Sie weitere spannende Bücher unter:
www.eulogiaverlag.de

Wir sind gespannt auf Ihre Nachricht und freuen uns darauf, von Ihnen zu hören!

Herzlichst
Ihr **Eulogia Verlag**

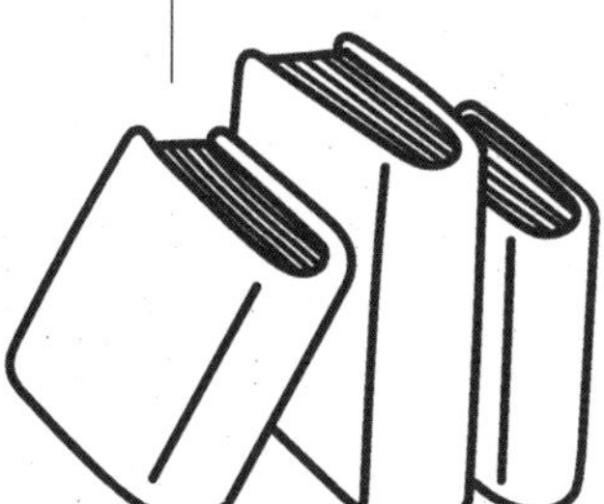